U0334941

让孩子不再

马建荣 / 编著

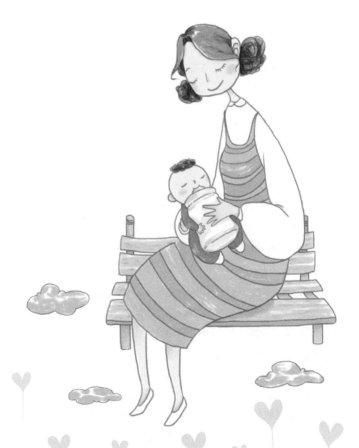

中国中医药出版社
·北京·

图书在版编目（CIP）数据

让孩子不再咳咳咳 / 马建荣编著. -- 北京： 中国中医药出版
社， 2020.10

ISBN 978-7-5132-5926-2

Ⅰ. ①让… Ⅱ. ①马… Ⅲ. ①小儿疾病 – 咳嗽 – 症状 – 诊断学
Ⅳ. ①R725.604

中国版本图书馆CIP数据核字(2019)第276345号

中国中医药出版社出版

北京经济技术开发区科创十三街 31 号院二区 8 号楼
邮政编码　100176
传真　010-64405750
河北仁润印刷有限公司印刷
各地新华书店经销

开本880×1230　1/32　印张6.5　字数209千字
2020年10月第1版　2020年10月第1次印刷
书号　ISBN 978-7-5132-5926-2

定价　49.80元
网址　www.cptcm.com

社 长 热 线　010-64405720
购 书 热 线　010-89535836
维 权 打 假　010-64405753

微信服务号　zgzyycbs
微商城网址　https://kdt.im/LldUGr
官 方 微 博　http://e.weibo.com/cptcm
天猫旗舰店网址　https://zgzyycbs.tmall.com

如有印装质量问题请与本社出版部联系（010-64405510）
版权专有　侵权必究

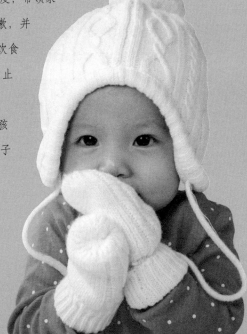

"孩子咳嗽为什么老不好？"

"孩子不停地咳，会咳成肺炎吗？"

"孩子咳嗽该不该服用止咳药？"

……

　　虽说咳嗽看上去不是什么大病，但是孩子一咳起来，还是会牵动家长的心。尤其是年龄小一些的孩子，由于还不会咳痰，一咳起来，很容易出现呼吸困难、面颊涨红的吓人场景，谁看着都心疼。如果遇上夜间咳嗽，孩子能咳上大半宿，不仅影响孩子的睡眠，大人也没办法好好休息。

　　对于孩子的咳嗽，父母首先需要学会辨别，通过听声、看痰液、观察咳嗽时间等，来分辨孩子为什么咳嗽，然后再采取相应的措施，更好地照顾孩子。孩子咳嗽不能掉以轻心，一旦护理不当，不仅会增加孩子的病痛，还可能并发一些严重的疾病。所以，在养育孩童的过程中，父母多学习一些与孩子咳嗽有关的疾病预防与护理是非常必要的。

　　在这本书里，读者可以了解到很多关于孩子咳嗽的问题。书中分别从西医和中医的角度，带领家长一起来探索和认知不同类型的咳嗽，并且针对各种病因详细列举了对应的饮食和护理方案，介绍了一些非常实用的止咳小偏方、按摩方法。

　　希望这本书能够帮助家长解决孩子咳嗽的烦恼，也衷心祝愿每一个孩子都能在爱的养育中健康快乐地成长。

2020 年 6 月

目录

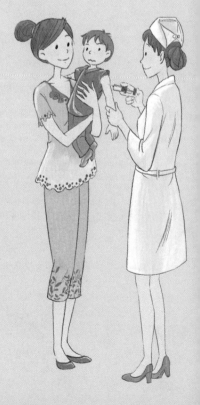

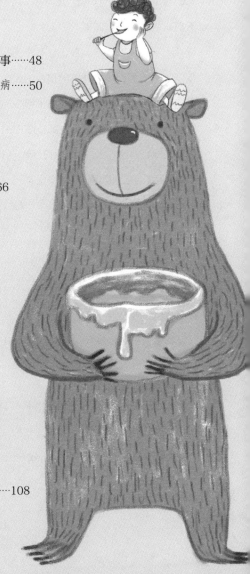

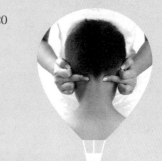

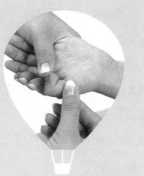

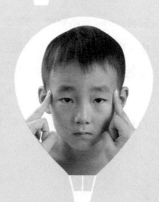

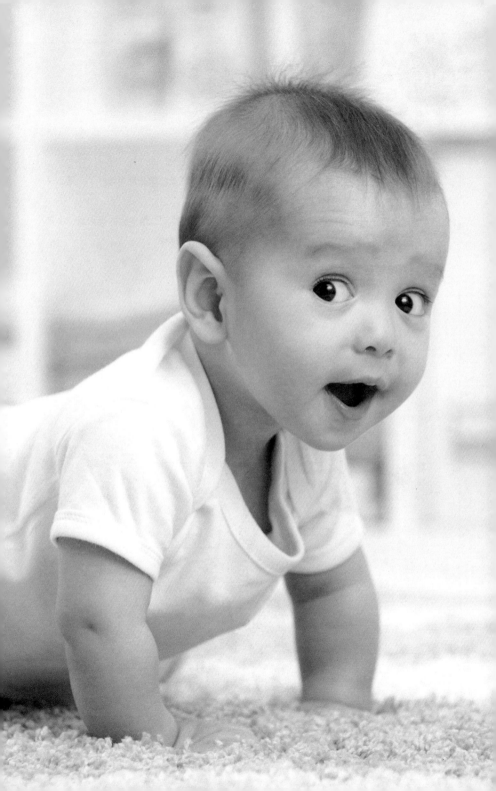

 # 为什么小孩子特别容易咳嗽

"我小的时候也经常咳嗽，但是随着年龄越来越大，好像咳嗽就慢慢地好了，是不是小孩子就是比成年人更容易犯咳嗽呢？"

当自家孩子出现咳嗽时，许多宝爸宝妈都会有这样的疑问，事实也的确如此，小孩子的身体发育和饮食习惯都使得他们相较于成年人更容易犯咳嗽。

先来看看咳嗽是怎么发生的

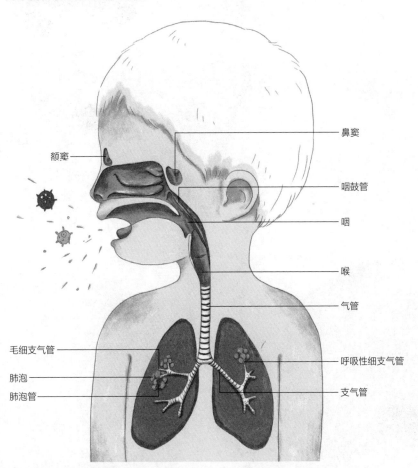

额窦

鼻窦

咽鼓管

咽

喉

气管

毛细支气管

肺泡

肺泡管

呼吸性细支气管

支气管

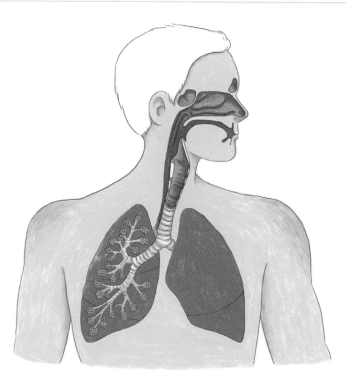

孩子的呼吸道比大人更狭窄，遇到感染或异物刺激，容易充血肿胀，引起咳嗽。

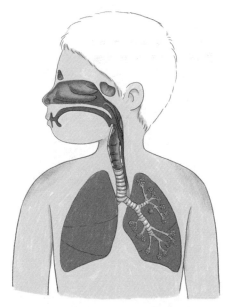

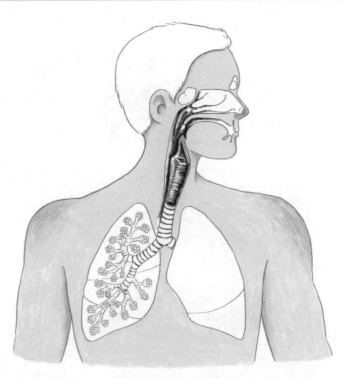

孩子的气管较干燥，纤毛运动较差，喉咙有痰容易堆积堵塞呼吸道，引发咳嗽。

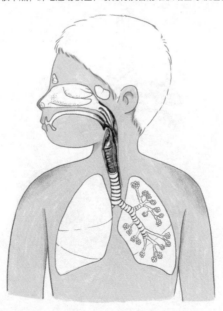

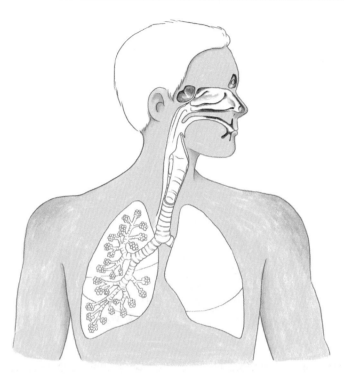

　　孩子的鼻腔短小，鼻毛稀少，容易感染，黏膜充血水肿堵塞鼻腔，只能靠嘴呼吸，导致咽部干燥，受刺激而引起咳嗽。

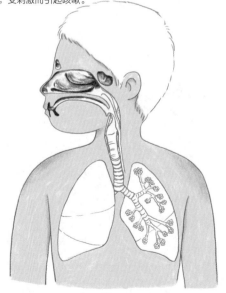

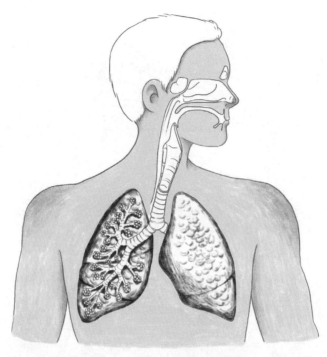

与成人相比，小孩的肺泡数量少，肺容量小，弹力纤维发育较差。但是新陈代谢旺盛，呼吸较快，而呼吸频率的加快会带走黏膜的水分从而使黏膜更加干燥，进一步加重咳嗽。

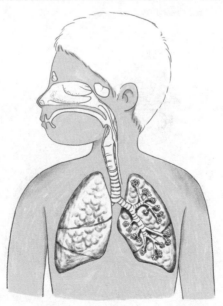

孩子的呼吸系统还未完善，容易咳嗽

小孩子的呼吸系统在解剖结构上与成年人是一样的，包括上呼吸道和下呼吸道。其中，上呼吸道包括鼻、鼻窦、咽、咽鼓管、会厌和喉；下呼吸道包括气管、支气管、毛细支气管、呼吸性细支气管、肺泡管和肺泡。

从整体来看，一方面小孩子的呼吸道相对更狭窄，且黏膜娇嫩、血管丰富，一旦发生轻微感染或异物刺激，黏膜较成人更容易充血肿胀，从而引起呼吸道堵塞，进而出现咳嗽。另一方面，小孩子呼吸道的上皮细胞发育还不成熟，免疫系统发育不健全，容易导致体质虚弱、抵抗力低下，更容易受到各种疾病的侵袭；黏液腺发育也不足，黏液分泌较少，气道较干燥，纤毛运动较差，不容易将痰液咳出从而使痰液堆积，易出现感染并导致呼吸道堵塞，引发咳嗽。

从呼吸道的各器官来看，小孩子的鼻腔较短小，刚出生几个月的婴儿几乎没有下鼻道，且没有鼻毛，鼻黏膜血管丰富且娇嫩，出现感染时黏膜很容易充血水肿堵塞鼻腔。呼吸的入口主要是口和鼻，一旦鼻腔不通畅，小孩子就需要更高频率地张嘴呼吸，从而导致咽喉干燥，极易引起咳嗽。

小孩子的咽部、喉腔、气管腔也都相对狭窄，且相关肌肉发育不完善，软骨柔软，缺乏弹力组织，黏液分泌不足，纤毛运动较差，不容易将痰液咳出。

与成人相比，小孩子的肺泡数量少，肺容量小，弹力纤维发育较差，但新陈代谢却比成年人旺盛，因此，只有加快呼吸频率，才能满足小孩子身体对氧的需求。而呼吸频率的加快会带走黏膜的水分从而使黏膜更加干燥，进一步加重咳嗽。

呼吸道娇嫩，容易受外界刺激发生咳嗽

小孩子的呼吸道娇嫩且敏感，相较于成年人更容易受到外界环境的刺激，比如汽车尾气、雾霾、卧室里的粉尘、动物毛发以及气候等因素。如果小孩子只有在特定的环境下才会出现咳嗽，那么就要考虑到这个环境中可能存在的致咳因素，或者尽量让小孩子远离这个特定的环境。这种因外界环境刺激导致的咳嗽即过敏性咳嗽，在后文中会有更加详细的介绍。

饮食不合理也易引发咳嗽

小孩子天生喜欢甜味，对甜食几乎是来者不拒。然而小孩子的咽喉神经敏感，糖分会刺激咽喉部并发生反射性、刺激性的咳嗽。从中医的角度来看，甜食还容易助热生痰，从而进一步耗损津液，咽喉经常处于干燥状态也会加重咳嗽。

不仅是甜食，当食物的味道过于强烈，或者温度过高或过低时，都会对小孩子的咽喉造成刺激，在平时的饮食中要多加注意。比如不让小孩子吃冷饮，饭菜少盐、少辣等。

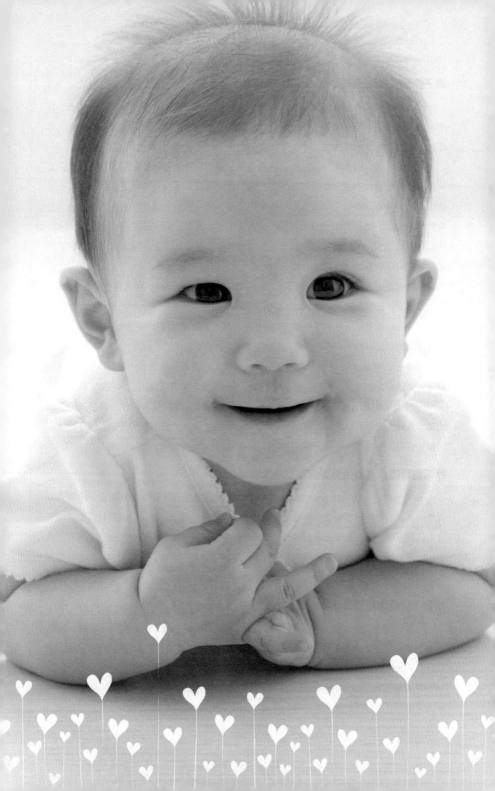

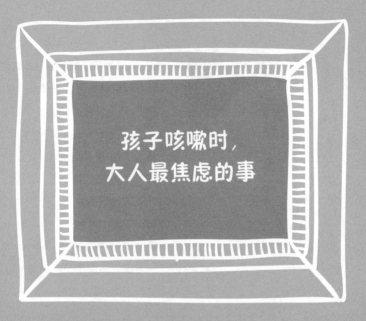

孩子咳嗽时，
大人最焦虑的事

　　几乎每个带孩子的爸爸妈妈都有过这样的经历：夜晚睡得正
香时，耳边忽然传来孩子接连不断的咳嗽声，之后便再也无法入
睡……这种大人的焦虑一方面来自对孩子无私的爱，另一方面则
来自对咳嗽的无知，因为不知道孩子的病情到了什么程度，该怎
么缓解，所以更加重了焦虑。要解决这种焦虑，首先要对咳嗽有
一个初步的了解。

咳嗽到什么程度应去看医生

"为什么孩子总是隔三岔五地咳嗽呢？有时候孩子精神状态都挺好，就是时不时地咳嗽，这种情况也要看医生吗？"不少家长都有这样的疑问。

正常情况下，咳嗽是一种保护性生理现象，是为了排出呼吸道分泌物或异物而做出的一种机体防御反射动作，有清洁、保护和维持呼吸道畅通的作用。所以家长们也不要一听到孩子咳嗽就整个人紧张起来，大人的紧张情绪会传递给孩子一种"我生病了"的错觉，不仅会加重孩子的焦虑，也会导致大人对孩子病情的错误判断。

然而，咳嗽是一种症状，家长又很难通过症状去准确判断孩子可能遭遇的疾病，必要的时候只有及时就医才能确保孩子的健康。那么究竟咳嗽到了什么程度就应该看医生了呢？

这几种情况下的咳嗽需要看医生

婴儿如果出现咳嗽，在排除呛奶的情况下，必须立即去看医生。

如果孩子先前并没有咳嗽症状，也没有感冒等其他可能导致咳嗽的疾病，突然出现剧烈的呛咳，同时还伴有呼吸不畅、脸色涨红的情况，就要考虑是不是孩子不小心吸入了异物，且异物已经误入气管。这时候咳嗽是将异物从肺内排出的正常反应，如果孩子咳出了异物但咳嗽并没有停止或持续超过 1 个小时，即使孩子的呼吸不畅有缓解，仍然需要及时送医。如果孩子没有咳出异物，并伴有反复咳嗽或气喘，说明异物可能到达了下呼吸道，也需要立刻送医。

有的孩子对烟、花粉等刺激物较为敏感，如果因这些刺激物而引起长时间的咳嗽，并影响到了正常的饮食和休息，这种情况下也应去看医生，一方面可以判断过敏原，另一方面可避免咳嗽引发的哮喘。

有的孩子白天不怎么咳嗽，但是夜间入睡后会出现干咳，且持续数天或数月，这种情况有可能是哮喘的症状，也有可能是感染或肿瘤引起，需要及时就医。

发热的时候伴随咳嗽说明孩子的呼吸道可能存在炎症，如果同时伴有呼吸不畅且发热持续无好转，应该及时就医治疗。

无论何种原因引起的咳嗽，如果有持续加重的情况也要及时就医，避免病情的进一步加重。

孩子咳嗽时经常咳出黏稠、灰色或黄褐色痰时也需就医。

许多孩子在感冒时都会伴有咳嗽的症状，如果感冒已经明显好转，但咳嗽却一直持续，有可能是感冒引起了支气管炎，需要就医治疗。

不用着急送医院的咳嗽

当孩子出现不明原因咳嗽且咳嗽症状较重时，送医院是最好的选择。反之，如果已经能够判断孩子咳嗽的原因，且孩子咳嗽的频率不高，精神状态良好，此时就可以考虑先观察，再决定是否去医院就诊。一般以下几种咳嗽，建议先在家观察。

因进食某种食物出现的咳嗽

比如孩子的咳嗽发生在吃了一些较甜、较辣等刺激性较强的食物后，而且是吃了才咳嗽，不吃咳嗽就缓解，这种情况就不用太紧张，避免该种食物并让孩子适当饮水就可以了。也有的孩子会被自己的口水呛到而引起咳嗽，这种情况并不少见，但咳嗽不会持续。

因感冒而引起的轻微咳嗽

孩子感冒了也会出现轻微的咳嗽，一般还会伴有流鼻涕、发热等症状。如果家长能准确判断孩子的咳嗽是因感冒而引起，且咳嗽不影响孩子的睡眠和饮食，那么可以暂时在家观察并给孩子服用适当的止咳药物。这种情况下的咳嗽会随着感冒的治愈而自愈。

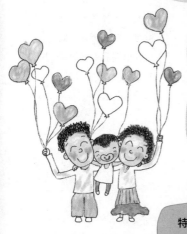

特殊环境下出现的咳嗽

每个孩子的体质都不一样，有的孩子在秋冬季节、运动过后或者紧张状态下也会出现轻微的咳嗽，这就需要家长对孩子的细心观察，进而自己总结孩子的身体状态，而不是盲目地焦虑，比如有的孩子总会无缘由地咳嗽，肯定是身体有什么不舒服的地方等。

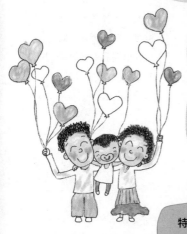

A 医生的药吃了没用，马上换医生吗

孩子发烧咳嗽，当家长的看着着急，马上送孩子去医院，经过问诊、打针、吃药之后，孩子的小脸还是烧得红通通的，精神也特别不好，不少家长不淡定了：医生是不是没有好好给我孩子看病？这个医生太年轻了，估计经验不足，没看对。为什么还没有退烧，重新挂一个专家号孩子的病是不是会好得更快一些……在医院里经常能看到父母为了孩子的病辗转各家医院、三天两头换医生的现象。

频繁换医生不利于摸清病情

俗话说，病来如山倒，病去如抽丝。任何疾病都有一个发生、发展、转归的过程，一些患儿家长爱子心切，希望孩子的疾病在一两天内痊愈是不现实的，而频繁地更换医生可能会使诊断出现偏差。另外，有的急性病，比如孩子发热，本身也不一定就是一件坏事，它是人体免疫应答的一个正常反应，如果过早地将体温降下来，可能掩盖一些疾病的病情，带来严重的后果。

对于一些慢性病和疑难病，更需要时间来帮助孩子慢慢调理和恢复。特别是中医，接触的往往是疑难病、慢性病，如果家长不信任医生的治疗方案，一个疗程没结束就反复更换，只会事倍功半，甚至耽搁病情。治疗慢性病需要一个持续的、个体化的方案，每个医生对于用药、手术的见解也都不完全相同，例如短时间内使用不同药物，药物的相互抵抗作用不仅会减轻药效，还可能发生并发症。对于这类病情，家长还是不要随便频繁地给孩子更换医生。

有的家长觉得西药副作用比较大，所以喜欢带孩子去看中医。但是中医见效慢，看着孩子难受，又赶紧给孩子换西医。其实，中医与西医的治疗观点各不相同，不管家长给孩子选择哪种治疗方式，最好都不要轻易放弃原先的治疗。

医生对病人的治疗也是一个摸索的过程，在治疗中医生通过观察病人用药后的情况再进行调整用药，即使开始时用药效果并不理想，医生也会从失败中总结经验，重新给孩子替换适合孩子疾病的药物。如果一旦觉得用药效果不明显，就换医生和治疗方式，这种摸索过程可能又要从头开始，会在无形中增加孩子治疗的阻力，对孩子身体的康复并没有多大的帮助。

孩子咳嗽时，大人最焦虑的事

除非病情需要，最好不要经常换医生

对于一些常见的儿童疾病，专业医生都能根据病症做出正确的判断。看病时，家长首先要摆正心态，建立对医生的信任感，同时积极配合医生的治疗才是最重要的。

大多数疾病的好转都需要一段时间，孩子生病时，父母应多和医生聊聊孩子的病情，聊得越多，越详细，医生制定的治疗方案越科学，才能帮助孩子对症下药，帮助孩子尽快康复。

对于体弱多病的孩子，可以固定在一个孩子比较喜欢的医生那里看病。这样医生对孩子过去的病史以及喜好比较了解，在后期的治疗过程中，能结合之前的一些病史，合理用药，能减少药物对孩子身体的伤害。孩子因为对医生的熟悉不会那么抗拒治疗。这些，对孩子病情的康复都是有好处的。

当然，这并不意味着只能去看固定的医生。具体是否需要更换医院、医生，还是要根据孩子的实际病情需要来安排。如果孩子在某个医生这看了一段时间，病情一直没有好转，出现反复甚至恶化的情况，可以找一个资历更老的专家看看。或者孩子患了某种慢性病、疑难病，经过较长一段时间治疗后，效果不明显，可转到专科医院或找知名专家诊治。

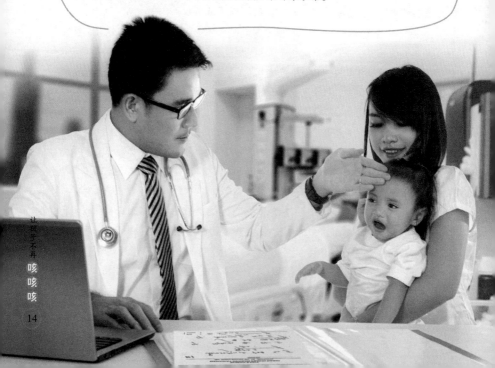

使用止咳偏方的注意事项

偏方有的是民间流传下来的，有的是医生通过自己的实践总结的，还有的是营养师根据食物的属性推荐给咳嗽人群食用的。但是，引起咳嗽的原因有很多种，无论是哪种止咳偏方，都不可能对所有的咳嗽都有效果。对于网上的止咳偏方，更不可实行"拿来主义"，否则，用了没效，还可能加重病情。

止咳偏方要对症使用

父母在给孩子使用止咳偏方时，一定要事先辨别或是请教医生。在悉知偏方使用的咳嗽类型、用量、用法以及注意事项之后，才可以给孩子尝试。比如，偏方"吃生姜片止咳"，生姜是热性食材，主要用于发散风寒和解表，对于风寒咳嗽有一定的驱寒作用。对于儿童来说，生姜的用量也是有讲究的，一天用量1~2片，孩子感觉到微微的刺激即可，如果使用过量会对喉咙造成过度刺激。但是如果是因热而生的咳嗽，吃生姜反而会加重咳嗽。如果父母在没有弄清楚这些细节的情况下，就胡乱给孩子使用偏方，对孩子有害无益。

注意，偏方只是一种辅助手段

不管是网上流传的偏方，还是亲友推荐的偏方，都只能作为治疗的一种辅助手段。对病情较轻的孩子来说，对症的偏方或许能一定程度上帮助孩子缓解症状。但对病情较重的孩子来说，偏方的影响作用还是有限的。所以，想完全靠偏方来治好病是不太实际的。一旦孩子生了病，还是应该尽快带孩子去医院诊治，根据实际的病情需要，谨遵医嘱合理用药。切不可过于迷信偏方，而错过了孩子的最佳治疗时间。

小儿咳嗽用药怎么选，怎么用

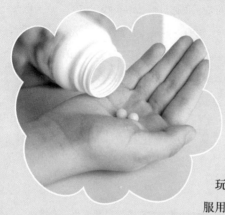

"孩子咳嗽了怎么办？先吃点止咳药吧！"这是许多家长应对孩子咳嗽时采取的方式，尤其是孩子精神状态虽好，但是咳嗽已经影响到了孩子的正常饮食、玩耍或睡眠时，家长往往会自行给孩子服用一些治疗咳嗽的药物。也有的家长对孩子过分担心，虽然医生已经针对孩子的咳嗽搭配了药物，但家长往往会结合自身经验选择其中的一种或几种给孩子服用。因为家长在选择止咳药物上拥有很大的自主性，所以，家长对止咳药物的选择应该慎重，必须具有一定的理论依据，不能光凭经验。

不是所有咳嗽都需要吃药

孩子咳嗽了，首先要看看是否是生病引起的。

引起咳嗽有正常和非正常两种原因。正常原因下，咳嗽仅是孩子正常的生理防御反射，是人体自行清理呼吸道的办法。比如清晨孩子起床时轻微地咳嗽，这是他在清理前一天晚上积存在呼吸道内的黏液，不用过于担心。只有由感冒、支气管炎、咽炎、哮喘、肺结核等疾病引起的咳嗽，则需要在医生指导下有针对性地吃药护理。

那么，生病引起的咳嗽，应该吃什么药呢？药店里针对咳嗽的药物有很多，止咳药、镇咳药、化痰药、抗生素……它们之间有什么区别，要怎么选择呢？

不宜多种药物一起服用

孩子用药，一定要严格按照医嘱用药，切忌将成人用药减量服用，或者多种药物一起服用。

此外，不同原因导致的咳嗽需要选用不同的药物。比如孩子上次因感冒引起的咳嗽，吃某种药很有效，这次的咳嗽却并非感冒引起的，再吃同一种药很可能没有效果。因此，在病因不明的情况下，家长需要带孩子去医院就诊，根据医生的诊断用药，以免导致咳嗽迁延不愈。

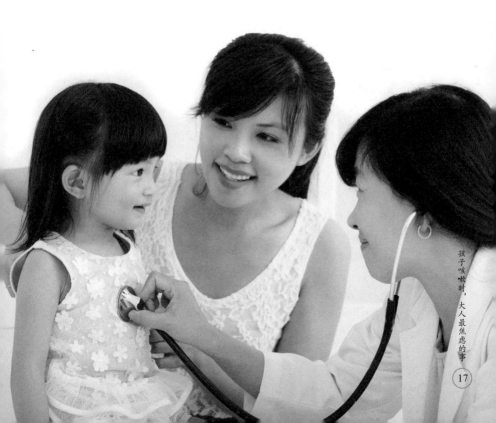

先止咳还是先化痰

多数孩子在咳嗽的时候都会有痰，这与小儿呼吸系统发育未完全，不能顺利将痰液咳出有关。所以不少家长在咳嗽用药时会有这样的疑问，先化痰还是先止咳？

咳嗽本身是一个保护性反应，可以把体内的细菌、病毒等病原微生物排出体外。所以，一般情况下，咳嗽都宜用化痰药物而不是止咳、镇咳药物。如果使用药物止住了咳嗽，痰液会更难排出，有可能堵塞呼吸道，有害的病原微生物也无法排出，反而有可能引发继发感染、肺炎等病症。所以，小儿咳嗽应先做化痰治疗，痰液排除之后，咳嗽自然会减轻。

贴心提示

小儿咳嗽适合选用兼有祛痰、化痰作用的止咳药，糖浆优于片剂，糖浆服用后附着在咽部黏膜上，减弱了对黏膜的刺激作用，可达到镇咳目的，服用时不要用水稀释，也不需用水送服。

贴心提示

儿童咳嗽还常伴有鼻塞、流涕的症状，婴幼儿鼻腔短小、鼻道狭窄、鼻黏膜柔软、血管丰富，容易充血引起鼻塞流涕，致使鼻腔部分分泌物倒流刺激咽部和支气管，引起咳嗽。因此，治疗咳嗽的同时也应针对鼻塞、流涕进行治疗，双管齐下才能达到最佳治疗效果。

使用镇咳药应谨慎

频繁的干咳或痰液不多的刺激性咳嗽，可选用镇咳为主的糖浆，如咳必清、可待因；对于痰多的咳嗽则应选用祛痰为主的糖浆，如咳平、必嗽平，中药也有很好的止咳化痰效果，如竹沥水、枇杷膏等。

通常情况下，不要轻易使用镇咳药，以免破坏咳嗽这种有益的生理反应。如果擅自、盲目使用镇咳药，初时咳嗽减少了，但痰液排出受阻，咳嗽还会迁延不止。另外，3岁以下儿童，其呼吸系统尚未发育成熟，咳嗽反射较差，切忌随意使用止咳药物，否则容易出现缺氧、脉搏加快等并发症，对于剧烈咳嗽要及时到医院诊治。

不要滥用抗生素

现在已经有不少人知道抗生素不能滥用，否则会产生抗药性，倘若过量使用抗生素，还可能损伤孩子的神经系统、肾脏和血液系统。这样的认知当然很好，孩子用药一定要对症、科学，不能盲目。然而，又有一些爸妈可能走向了另一个极端：永远拒绝抗生素！该用抗生素的时候不敢给孩子用，也不利于孩子的康复。那么，究竟该如何正确使用抗生素呢？正确使用抗生素要从以下四点做起：

可用可不用的尽量不用。

能用低级的就不用高级的。

能用一种药就不联合用几种药。

能口服的不要静脉注射。

在这个基础上，家长还需要做到不自行胡乱在医药超市购买抗生素类药物，如果孩子出现感染，尽量到医院查明原因并在医生的指导下用药。

小儿抗生素种类：阿莫西林类、头孢类、红霉素类等。事实上，适合儿童服用的比较安全的抗生素只有青霉素和红霉素两大类。

小儿禁用的抗生素种类：四环素、磺胺和氯霉素，还有喹诺酮类药物，比如环丙沙星等。

除此之外，医生嘱咐的一天吃三回药，不等于早、中、晚饭后各一次，而是每8小时服用一次。如果两次服药时间间隔太近，会造成药物在血液中的浓度太高，从而导致神经或肝肾功能损伤，而间隔太远，血液中药物浓度不够，对细菌的杀灭作用就会减弱，同样会产生耐药性。

给孩子用药的5大注意事项

私自用药危害多

很多不同的疾病表现出来的症状却差不了多少，需要拥有专业知识并且经验非常丰富的医生来判断。家长仅凭几次经验或道听途说，就擅自给孩子用药是很不负责任的，可能会给孩子造成严重的危害。

1. 人体是一个有机运作的系统，不对症用药会危害人体的正常功能，这种伤害可能需要很久才能恢复，也有可能无法恢复。孩子的身体发育不完善，用药更需谨慎。

2. 用药不起效时才找医生，孩子就需要继续用药，会增加孩子的身体负担。而错误用药，使孩子的病情不能及时控制，可能会恶化，使孩子受更多的罪。

3. 药物联用有很多相互制约问题，方法不当可能会使得药效相抵或药物成分重叠，导致疗效降低；或药物过量，造成中毒。

用药两三天情况不见好要再次看医生

一般疾病用药 3 天左右就会见效，如果自己给孩子用药了，并连续用药 3 天，病情仍不见好，要尽快看医生，不要再私自给孩子换药物治疗了，以免因私自用药，而造成严重不良后果。如果是医生开的药，要问清楚几天能见效，见效会有什么表现，不见效又有什么表现，几天应该再次到医院复诊等。如果到了该见效的时候不见效，就要再次到医院检查。

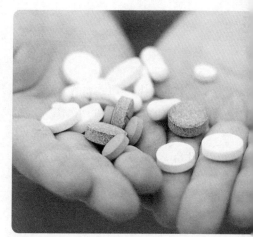

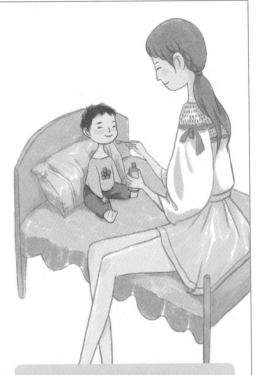

药物的用法、用量严格遵医嘱

该用多久就用多久

如果医嘱用药 3 天，就不要只用 2 天，特别是消炎类药物，要用足天数才能彻底杀灭致病因子，避免病情反复。如果擅自停药，病情反复后，致病菌已经产生耐药性，必须用更强力的消炎药才行，而且仍然要用足够的天数，孩子要重新承受一遍药物副作用，伤害会更大。

该用多少就用多少

严格按照医嘱用量用药，不要擅自加量或者减量。医嘱用量都是经过试验证明的，既能有效对抗疾病，又不会过分增加身体负担，副作用也不会影响健康。家长不要因为求愈心切，就擅自加量，疾病痊愈需要一定的时间，并不是加大药量就能恢复快一点的。

另外，有些家长也不要太过谨慎，随意减量。药物量少了，在体内达不到有效浓度，不能完全控制体内病原微生物，病程就会迁延。患病时间太长，对孩子健康的损害也很大。

该多长时间用一次药就多长时间用一次

一般药物都是隔 4 个小时服用 1 次的。家长如果注意药物说明书，就能看到很多药物说明书都明确了药物在体内多长时间能达到什么样的浓度，而药物在体内维持一定的浓度达到一定的时间，才具有治病的效果，所以用药时间要规范，需要隔几个小时服用 1 次就隔几个小时，不要想起来就服用 1 次，忘记了也无所谓，这样疾病很难痊愈。

饭前饭后还是饭中服用，要遵医嘱

孩子用药一般都是在饭后。饭后服药可减少药物对胃肠的刺激，减轻不适感。所以不要擅自改到饭前服用。饭前服用，孩子可能是空腹，服下去的药物会严重刺激胃部，引起胃部不适，还容易引发呕吐。另外，有些药物是建议饭中服用的，那就一定要在进食的过程中用药，这类药物对胃部刺激性更大，更要坚持按照医嘱服用。

孩子有痰咳不出来，怎么办

对于大人来说，喉咙里有痰就把它咳出来，自然而然，十分简单。但3岁以内的孩子还不具备咳痰的能力，所以，一旦喉咙有痰，往往十分难受。

先来看看痰是怎么形成和排出的吧。

在呼吸道的表层覆盖着黏膜，正常状态下，黏膜会有分泌物，来保持自身的滋润，如鼻涕就是鼻腔内黏膜的分泌物，痰液就是气管和肺内部黏膜的分泌物。而在呼吸道黏膜的表层是纤毛，它们有很好的清除功能。成年人呼吸道黏膜表层的纤毛不停地运动，像扫把一样，可将痰液"收集"起来，然后将它们送到主支气管里，当痰聚集到一定量时，人体产生咳嗽反射，痰就被咳了出来。

婴儿的呼吸器官还未发育成熟，纤毛的清除功能很差，无法咳痰，也不能排痰，使得痰在肺内和气管内堆积起来，导致呼吸通道变窄，气道内气流的阻力增加，呼吸就会有杂音，听起来有呼噜呼噜声。这时候，就需要帮助孩子排痰。

多喝白开水助孩子排痰

水可让咽喉部保持湿润，并稀释痰液。另外，水也可改善血液循环，使机体尽快排出废物和毒素，减少其对呼吸道的刺激，也有利于局部炎症的消除。所以，要多给孩子喝水，以温开水最好。

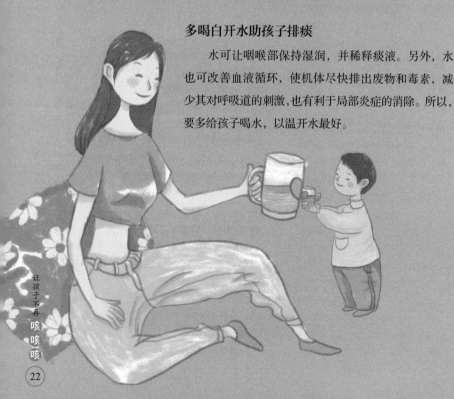

如果孩子不爱喝水，可以在开水里泡一片陈皮，陈皮水很清香，会吸引孩子喝水。另外，陈皮具有润肺、止咳、化痰功效，可帮助孩子排痰。不管是白开水或是陈皮水都不要加糖，因为糖有黏着性，会加重孩子咳嗽。

给孩子拍痰——医生推荐的排痰方式

对还不会自己咳痰的孩子，拍痰时，家长将手指弯曲呈半握拳状，叩拍孩子的胸背，通过有节律地叩拍震动肺部，使痰液松脱，助痰液排出，这也是医生推荐的排痰方式。

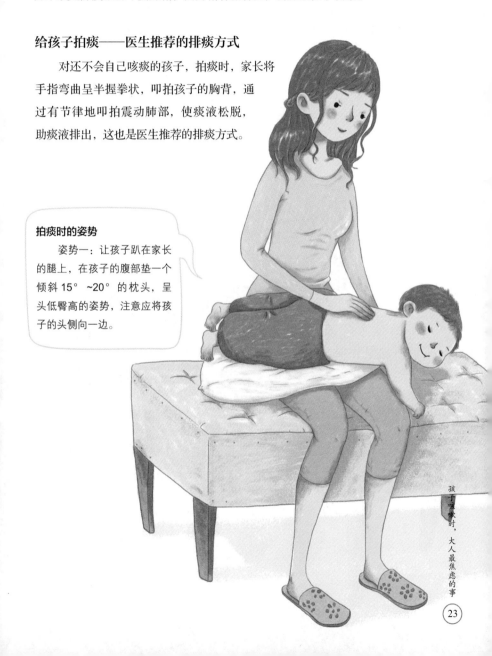

拍痰时的姿势

姿势一：让孩子趴在家长的腿上，在孩子的腹部垫一个倾斜 15°～20° 的枕头，呈头低臀高的姿势，注意应将孩子的头侧向一边。

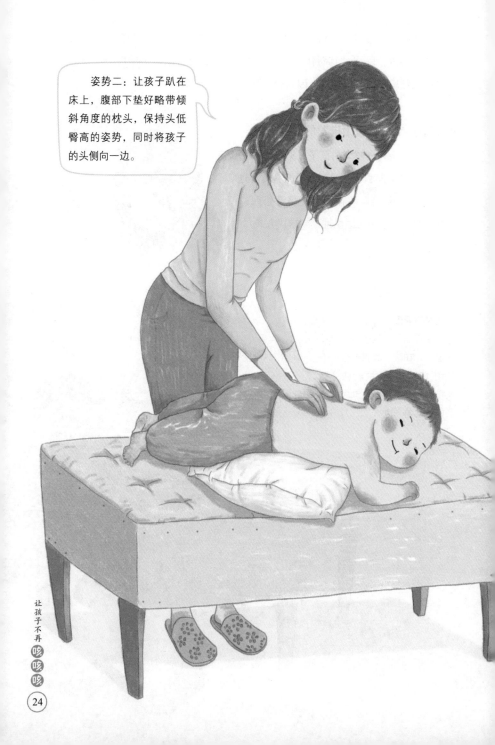

姿势二：让孩子趴在床上，腹部下垫好略带倾斜角度的枕头，保持头低臀高的姿势，同时将孩子的头侧向一边。

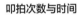

拍痰手法

　　家长手指稍屈，握成空手拳状，掌面向下，叩拍孩子的背部，由下往上，由两侧向中间，依次进行。叩拍用力为手腕自然弯曲活动的力量，温柔有节奏地叩击，叩拍的声音为空心音。

叩拍次数与时间

　　对小婴儿，拍痰应在喂奶前 0.5~1 小时，或喂奶后 2 小时，以防拍痰时呕吐，导致吸入性肺炎；对稍大一些的孩子，在饭前 1 小时，或饭后 1~2 小时。每日拍 2~3 次，每次 3~5 分钟。

拍痰注意事项

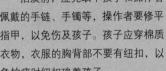

　　拍痰前，应先取下孩子和操作者佩戴的手链、手镯等，操作者要修平指甲，以免伤及孩子。孩子应穿棉质衣物，衣服的胸背部不要有纽扣，以免拍痰时纽扣硌着孩子。

　　不要用力叩拍孩子的脊椎、胸骨、肋骨下缘、心脏及腰部以下的脏器。

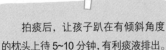

　　一边拍痰，一边观察孩子，如果孩子的口鼻有分泌物，应擦拭干净，防止阻塞呼吸道。如果孩子面色苍白、呼吸困难、口唇发绀或有其他不适，应立即停止拍痰。

　　拍痰后，让孩子趴在有倾斜角度的枕头上待 5~10 分钟，有利痰液排出。在蒸汽或雾化治疗后拍痰效果更好。

孩子咳嗽时，大人最焦虑的事

蒸汽排痰操作方便，注意不要烫伤

温热的蒸汽可滋润咽喉部位的黏膜，减少咽部因干、痒而引发的咳嗽。同时，蒸汽也能稀释浓稠的痰液，使纤毛摆动时容易将痰液排出。另外，也可在蒸汽内加入一些药物，如化痰剂、气管扩张剂，都可在一定程度上助痰液排出。

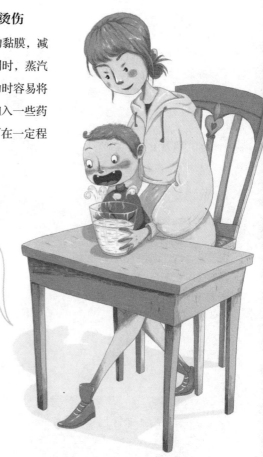

蒸汽排痰的方法

1 将热水倒入大口径杯子中，抱着孩子，让孩子的口鼻对着升起的蒸汽呼吸。每次 20 分钟左右。

2 在浴室内，打开热水龙头，当浴室内弥漫大量的水蒸气时，可抱着孩子在浴室内待 10~15 分钟，具体时间视浴室内的温度和孩子的状况而定。这样就会有大量的水蒸气被孩子吸入肺内和气管里，起到稀释痰液的作用。

蒸汽排痰注意事项

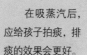

蒸汽排痰最好在饭后 1 小时或饭前半小时进行，防止孩子咳嗽厉害引发呕吐。

可根据孩子咳嗽程度和痰量多少，自行把握蒸汽排痰次数，一般 4~6 小时做 1 次，每次 15~20 分钟。

在吸蒸汽后，应给孩子拍痰，排痰的效果会更好。

婴幼儿的气道黏膜娇弱，千万要小心蒸汽的温度，不要让吸入的蒸汽烫到孩子。

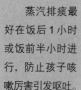

孩子夜里老咳嗽，睡不好，怎么办

　　睡到半夜，孩子不停地咳咳咳，不仅影响孩子的休息，大人的睡眠也受到影响。那么，孩子夜里咳嗽的时候，该怎么帮助孩子减轻咳嗽，让孩子睡得更舒服点呢？

调整孩子睡觉的姿势

　　孩子晚上咳嗽，父母可以将他的头部抬高一点，咳嗽症状会有所缓解。平躺时，孩子鼻腔内的分泌物很容易流到喉咙下面，引起孩子喉咙的瘙痒，所以说咳嗽会在夜间加剧。如果将孩子的头部抬高一些，可以减少鼻腔分泌物向后引流。除此以外，经常给孩子调换睡姿，尽量不让孩子趴着睡，最好是左右侧轮换着睡，更有利于呼吸道分泌物的排出。

控制好室内温度和湿度

　　孩子夜间睡眠时，可以将室内温度控制在 20℃左右，使用加湿器提供室内空气的湿度，湿度控制在 40%~50%之间比较合适。这是因为潮湿的空气有助于清除呼吸道的黏液，平息咳嗽。

风寒咳嗽夜间可以用热水袋驱寒

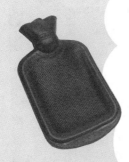

　　如果孩子是风寒咳嗽，晚上睡觉前除了用热水泡泡脚外，还可以用热水袋来帮助孩子驱寒止咳。具体操作方法是：用热水袋灌满 40℃左右的热水，外面用薄毛巾包好，然后敷于孩子背部靠近肺的位置，这样可以加速驱寒，能很快止住咳嗽。但是，一定要注意热水袋的密封以及不要烫伤了孩子。

专题 家有小宝，使用加湿器和空气净化器有禁忌

使用加湿器的宜忌

加湿器应常清洗

加湿器内部因为特别湿润，容易滋生霉菌等微生物，这些微生物、细菌一旦产生，就会在再次加湿时，跟着雾气分散到空中，造成室内空气污染。这样的加湿器在带来湿润空气的同时，也带来了细菌，可能会引起新的疾病，比如一种叫作"加湿器肺炎"的病，就是因为不清洗加湿器引起的。

一般来说，加湿器最好每周清洁一两次，将内壁上的污物、水垢彻底清除，这样才能比较好地避免细菌繁殖。

勤换水、勤通风

长时间不换水和不清理是一样的，也容易滋生细菌，引起疾病，建议每天都换次水。同时，使用加湿器时要注意通风，不要24小时关门闭户，湿润度合适，细菌繁殖也比较快，通风可以有效减少细菌的数量和密度。

不要直接用自来水加湿

自来水中有一定量的微生物和细菌，还添加了杀菌的氯气，这些物质经过加湿器作用都会分散到室内空气中，进入呼吸道，也会危害健康，建议将自来水加热冷却、沉淀后再用比较好。也有人建议用纯净水、蒸馏水也可以，但是建议加些醋，因为其中没有氯气，也变得容易滋生细菌了，而醋可帮助杀菌。

不要24小时加湿，湿度太大也容易致病

如果空气太过湿润，呼吸系统和黏膜免疫力会下降，也会诱发孩子患上流感、哮喘、支气管炎等疾病。建议买一支湿度计挂在用加湿器的房间里，如果湿度超过60%，就关掉加湿器，如果低于40%就打开加湿器。

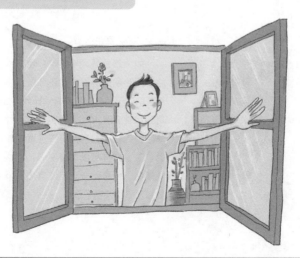

使用空气净化器的宜忌

要选择适合自家特点的空气净化器

空气净化器只能吸附一些悬浮颗粒物，但却不能清除所有有害物，比如有的产品中的甲醛就无法清除。还有危害性比较大的 PM2.5，不是所有空气净化器都能完全吸附的。所以家长们应尽量选购大品牌的空气净化器，效果可能会好一些。

不同的空气净化器能净化的空间虽然是不同的，但它们能净化的空间都是有限的，在购买的时候要问清楚，然后结合房间大小购买，否则净化效果会不理想。

如果孩子长时间待在空气净化器打造出来的环境中，对外部空气是否会有不适应，这也是我们需要考虑的一个问题。现在有一些孩子专用的空气净化器，打着打造无菌环境的招牌，这对孩子来说也是有很多弊端的。

及时清洁与维护

空气净化器中主要用来吸附悬浮颗粒的部分，在使用一段时间后会满载，再无法吸附其他的悬浮颗粒，如果不清洁或更换，附着其上的污染物会被释放出来，净化器反而会变成污染源。所以，要注意这些配件的使用寿命和维护方法，到需要维护的时候及时维护，避免造成危害。

适时开窗通风

空气质量不好的时候，比如雾霾严重，不适合开窗通风时，可以打开空气净化器用一会儿。如果空气质量良好，还是尽量多开窗通风。虽然空气质量好的时候，空气中也会含有细菌、病毒，但是浓度非常小，没有致病性，还能锻炼孩子的免疫能力。

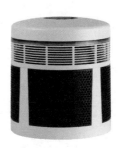

♥ 贴心提示

有些植物也有吸附微尘、净化空气的能力，如吊兰、红杉、绿萝等，可以在家里养几盆。不过这些植物和空气净化器一样，吸附满了微尘等以后就不再吸附而是开始释放，所以要定时把它们放到室外，释放一下吸附物再放回室内。

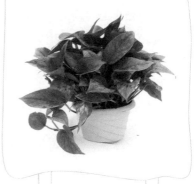

咳嗽激烈，引发呕吐，怎么办

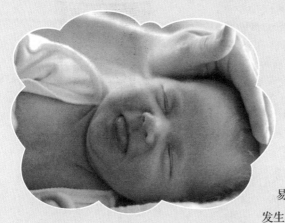

孩子咳嗽激烈时，容易引发呕吐，这种现象常发生在半夜。孩子呕吐后，需要父母精心护理，不然容易引发二次呕吐，造成孩子脱水和体虚。

孩子咳嗽剧烈时，父母需及时给孩子拍背排痰，预防因为痰液堵塞喉咙而引发呕吐。

如果孩子在睡觉时因为咳嗽剧烈而呕吐，父母首先应把孩子的头侧向一边，以免呕吐物呛入气管。在床边准备一个小盆，以备孩子再次呕吐时用。呕吐完后，要用温开水给孩子漱口，清理口腔呕吐物，除去口腔中的异味。漱完口后，再给孩子喝几口温热的淡盐水或红糖水，确保胃肠道的舒适。

等孩子平复之后，把他放在床上并安静躺卧，此时不要随意变动体位，否则容易引起再次呕吐。呕吐剧烈时，父母应该抱起孩子，或者让孩子坐起来，这样孩子会感觉舒服一些。

同时还要及时清理呕吐物，孩子的衣服、被子、床单有呕吐物的都要及时更换干净的。如果留有异味，更容易诱发小儿呕吐。

注意观察小儿手上的皮肤是否干涩，以防身体发生脱水。孩子呕吐完不要急于给孩子吃东西，这样做只会加重呕吐。

对于咳嗽期间容易呕吐的孩子，在白天的饮食上要更加注意，尽量少食多餐，不要吃油腻酸辣的食品，以免刺激胃肠。睡前 1 小时尽量不要再进食。

刮风或者雾霾会加重孩子的咳嗽吗

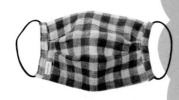

大风天最好待在家里

　　孩子的咽喉部位都是非常脆弱的，很容易受到外部冷风的刺激，从而引发咳嗽。所以孩子咳嗽期间，建议尽量不要出门吹风，最好的方式是待在家里静养。如果确实需要出门，建议给孩子戴上一个防风保暖的口罩，减少风寒对咽喉部位的直接刺激。

当咳嗽遇上雾霾天，试试这些办法

　　有数据表明，雾霾天容易增加咳嗽的患病率，之前有咳嗽的孩子雾霾天如果护理不当的话也会增加咳嗽症状。雾霾对孩子的影响较成人要更大一些。那是因为从生理结构来说，孩子没有鼻毛，鼻腔的防御能力较弱，雾霾中的污染物更容易侵入孩子体内；再加上孩子个头比成人矮小，离地面更近，更容易吸入雾霾、颗粒、粉尘等。霾进入呼吸道后会刺激呼吸道黏膜出现炎性反应从而产生痰，人体只能通过咳嗽来排出痰液及吸入的灰尘（霾）。同时，相同体积的颗粒物进入孩子体内，扩散开产生的危害往往比进入成人体内要大得多。有的孩子很容易出现"雾霾咳"，一遇到雾霾天气，就会发生刺激性咳嗽。

　　所以，雾霾天，父母尽量不要让孩子外出。

　　对于已经出现咳嗽和身体不适的孩子，除了病情需要看医生外，最好是选择在家中静养。大一点的孩子，建议不要带病去上幼儿园。因为带病上幼儿园既不利于孩子身体的恢复，也容易传染给其他的小朋友。

　　雾霾天气时，早上尽量不要开窗，如果需要通风换气则最好趁中午太阳出来时，大雾散去再打开窗户。雾霾天从外面回来，无论是大人还是孩子一定要第一时间把手和脸部清洗干净，同时尽可能把裸露在外的皮肤也进行一次清理，尽量减少雾霾在身体上的附着。

雾霾天如何保护好孩子

雾霾最大的危害在于 PM2.5 颗粒，含有各类有害物质，体积却又非常微小，很容易通过呼吸道进入人体内部，其中受危害最重的是人体的呼吸系统和心血管系统。孩子是雾霾的敏感人群，防护不良可引发感冒、急性气管炎、支气管炎、肺炎、哮喘等。因此在雾霾天要设法保护好孩子，尽量让他少受雾霾侵害。

减少外出

孩子身体发育还不是很完善，而且呼吸快，跑动的时候呼吸会更快，吸入的污染物会更多，受到的危害会更重，所以减少外出是防雾霾危害最根本的措施。如果不是必须，有雾霾的时候最好不带孩子外出，特别是体质偏弱或者体质敏感如有过敏性鼻炎、哮喘等的孩子最好待在家里。

外出要戴口罩，并且要避开早晨

如果需要外出，不要一大早就出去，相对来说雾霾污染在早上最严重，待太阳出来，会逐渐消散一些，所以尽量在早上 10 点以后再出门。出门的时候要给孩子戴上口罩。不过戴口罩要注意，还是不要戴专业的防霾口罩如 N95 为好。专业防霾口罩，在阻挡 PM2.5 颗粒的同时，也会减少空气进入量，可能会导致孩子缺氧。有的孩子不会表达，可能会引起窒息。一般戴纯棉材质的普通口罩或者医用纱布口罩就可以。虽然这些口罩不能特别有效地隔离 PM2.5，但是比不戴要好。

净化空气

雾霾天孩子多待在家里会好一些，但是雾霾天不能开窗通风，所以室内也容易出现空气污染问题，这时最好勤给家里做空气净化。可以时不时开一会儿加湿器，让悬浮在空气中的 PM2.5 颗粒受潮下降到地面，减少对呼吸道的刺激。另外可以勤拖地，阻止地面颗粒物干燥后漂浮起来。

如果有条件购买空气净化器，最好买能过滤 PM2.5 的空气净化器，放在孩子主要活动的空间里。

营养合理，饮食清淡，保护并提高免疫力

1. 多吃富含维生素的食物。维生素对维护免疫系统健康有重要作用，其中维生素 A、维生素 C 最重要。富含维生素 C 的水果、蔬菜要多吃，含有维生素 A 的蛋黄、胡萝卜、动物肝脏也要搭配食用。

2. 多吃富含锌、铁的食物。锌和铁也是维持免疫力不可缺少的营养，在雾霾天要多给孩子吃富含锌、铁的肉类和深绿色蔬菜。

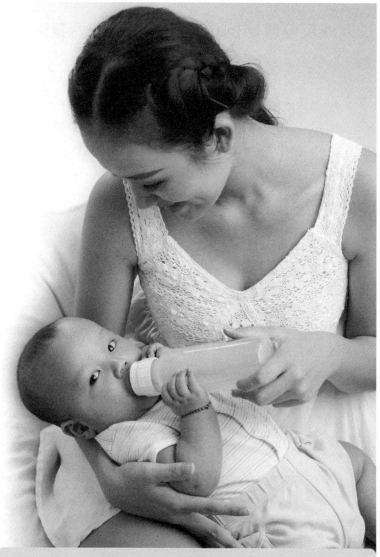

多喝水、勤漱口，多吃排毒食物、杀菌食物

  建议多给孩子喝水，喝水可以让进入体内的 PM2.5 颗粒尽快排出体外。另外多漱口，把存留在口腔和咽喉处的有害物质冲刷掉，也可减少伤害。

  可以多给孩子吃一些木耳、蘑菇等菌类，此外萝卜、百合等也都适合在雾霾天吃。萝卜清肠功能很好，能帮助排出宿便，百合则可以提高肺部的抗病毒能力。另外大蒜、大葱类食物有杀菌作用，在雾霾天也可以给孩子吃一些。不要给孩子吃一些刺激性强的食物，如辣椒、油炸食物等，以维护呼吸道及肺部的功能和健康。

长期或反复咳嗽的孩子，要怎么调养身体

咳嗽看起来虽没有什么大的问题，但是对孩子来说，频繁剧烈的咳嗽会影响到孩子的情绪、进食、睡眠等，长期剧烈咳嗽，甚至会出现呼吸道出血等症状。孩子长期咳嗽或反复咳嗽，家长切不可小觑。

长期咳嗽的孩子要特别注意饮食营养

孩子咳嗽多伤脾和胃，脾胃的损伤会导致孩子食欲不佳，饮食困难。孩子正处于生命成长旺盛时期，每天都需要足够的营养成分才能维持生命的正常成长。孩子咳嗽老是反复或长期咳嗽，势必会影响到孩子的饮食，孩子吃得少了，营养跟不上，正常的生长发育就会受到一定的影响。所以，咳嗽期间，对孩子的饮食营养要特别注意。

长期咳嗽可能引起肺炎及其他疾病

如果孩子咳嗽超过一个月，会从急性的外感咳嗽转变成慢性的内伤咳嗽，内伤咳嗽是一种顽固疾病，难治耗时。如果孩子咳嗽超过两个月的话，父母应该考虑变异性咳嗽的可能。这种情况下多数要入院进行专业治疗。孩子咳嗽不是小病，父母都应该引起重视。

孩子长期咳嗽，若不尽快治疗，任由咳嗽继续，还可能发展成肺炎以及引起其他并发症。比如，孩子频繁咳嗽可能引起胸内压升高，造成回心静脉血明显减少，体循环静脉压骤增，有可能造成心律失常。而胸内压、腹内压增加，还会导致暂时性大脑缺血，可能引起晕厥、头痛、尿失禁等。

所以，长期咳嗽的孩子一定要去看医生，在医生的专业指导下坚持合理用药，直到咳嗽痊愈。久咳的孩子需要靠养才能慢慢恢复，父母在护理这类孩子时也需要格外用心。叮嘱孩子多喝水，保持室内空气流通，室内温度在23~26℃，同时让孩子养成早睡早起的好习惯，保证孩子足够的睡眠。当然，通过锻炼帮助孩子提高身体抗病能力也是非常不错的选择。

孩子咳嗽期间怎么保证营养

　　面对咳嗽生病的孩子，年轻父母由于经验不足很容易顾此失彼。有的注意力集中在孩子病情和休养上，而忽略了孩子生病期间的营养；有的家长虽然意识到孩子的饮食对疾病的康复有重要作用，但因为不知道饮食调理的要领，不知如何入手。

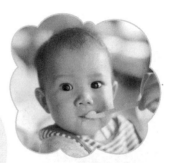

咳嗽生病期间的饮食原则

宜清淡饮食

　　孩子咳嗽期间，消化功能难免受到影响，食欲必然会有所下降。医生一般也建议孩子此时应保持饮食清淡，不要吃油腻以及过咸、过甜的食物，以免加重胃肠负担；忌食冷、酸、辣的食物，这些食物都会刺激喉部，加重咳嗽。还有花生、瓜子、巧克力等含油脂较多的食物都应该少吃。大人应该根据孩子的病情和身体状况，合理安排和调整孩子的饮食计划。

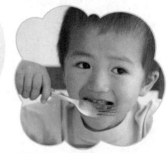

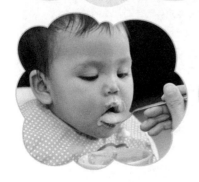

少食多餐

　　即使孩子胃口转好，也不要一次性给孩子进食太多的食物。孩子的胃肠道还处于恢复期，大量进食容易造成呕吐。父母还是应该遵循少食多餐的原则，帮助孩子慢慢恢复进食。

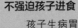

不强迫孩子进食

　　孩子生病胃口不好，不爱吃饭，甚至拒绝进食。父母大可不必强迫孩子吃，更不可威逼利诱孩子。孩子会根据自己的身体情况选择是否进食，如果一味强迫孩子，还容易诱发孩子呕吐，反而不利于孩子身体的恢复。当孩子咳嗽有所好转之后，孩子自然会开口进食。家长也不用过于担心孩子这期间的营养，因为孩子会在后期康复时慢慢地将这些营养补充回来。

优先考虑孩子喜欢的营养食物

　　生病的孩子，会突然告诉你，他想吃香蕉，想喝酸奶……只要孩子提出的食物是营养健康的，对咳嗽没有什么负面影响，父母不妨优先满足孩子的需求。

注意补充水分

　　咳嗽的孩子需要补充足够多的水分。仍然吃奶的婴儿应该增加喂奶的次数。吃辅食的孩子应多喝点粥、汤和白开水，且疾病期间不要尝试继续添加新的辅食，因为疾病期间消化系统功能减弱，机体也可能正处于高致敏状态，此时新的食物容易引发过敏等疾病。

用食物"替代法"帮助孩子补充营养

有些家长担心孩子吃得太素了，会营养不良。这种担心没有必要。

比如孩子咳嗽不能吃肉或者必须少吃肉，有些家长会担心蛋白质摄入不够，这时，可以通过豆制品来摄入蛋白质。豆制品中含有丰富而优质的植物蛋白，能充分满足孩子的营养需求。同时，还可以给孩子吃一些五谷杂粮，比如玉米、红薯、紫薯等，这些食物中同样含有丰富的铁，营养成分并不输给肉类。

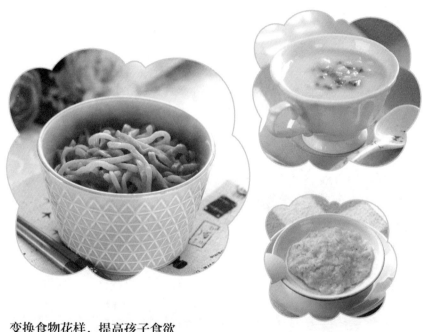

变换食物花样，提高孩子食欲

孩子生病多半食欲不好，为了提高孩子的食欲，父母可以试着多变换一下食物的花样，来提高孩子进食的欲望。例如将孩子讨厌吃的食物切碎、磨泥、打汁或是弄成其他形状，再加入其他食物中一起烹制给孩子吃。常吃的面条也可以变变花样，如用胡萝卜汁、青菜汁、紫薯汁做成彩色面条，多数孩子都会被新鲜的食物所吸引。还可以把菜摆饰成花朵的形状，或将蔬菜切成可爱又可用手抓取的形状等，只要多花点心思，都可以带给孩子新奇有趣的感受，提高孩子的食欲。

孩子成长过程中不可或缺的营养素

孩子成长到底需要哪些营养，这些营养的缺乏会给孩子带来哪些伤害。下面这张营养大全表，可以给父母做一个参考。

孩子成长需要的营养

维生素 A

需求指数： ★ ★ ★ ★ ★

营养需求： 特别是对于 0~6 岁的孩子来说，需要补充足够的维生素 A，才能增强孩子抵抗病毒的能力，促进孩子生长发育。

食物来源： 胡萝卜和动物肝脏、维生素 AD 滴剂。

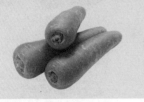

维生素 B₁

需求指数： ★ ★ ★ ★

营养需求： 维生素 B_1 被称为大脑及肌肉的维生素，对于正处于生长发育旺盛期的孩子来说也是不可或缺的。

食物来源： 动物肝脏、瘦肉、禽蛋、牛奶、豆制品、谷物、胡萝卜、鱼、蔬菜。

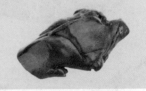

维生素 C

需求指数： ★ ★ ★ ★

营养需求： 维生素 C 可以影响牙齿的生长和骨骼的形成，缺乏的话会使牙齿、骨骼变得脆弱，容易发生损伤。

食物来源： 新鲜的水果和蔬菜。

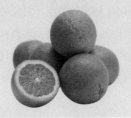

维生素 D

需求指数： ★ ★ ★ ★ ★

营养需求： 维生素 D 是一种特殊的维生素，它能帮助钙的吸收，有效地促进骨钙化，促进成骨；医学研究还发现了维生素越来越多的作用，如增加机体免疫力，降低糖尿病、心血管疾病、癌症的发生率等。维生素 D 可以通过阳光中的紫外线直接照射皮肤而合成，但因为孩子不宜长时间直接暴露于阳光下，因此父母应及时地给小儿补充维生素 D，让孩子的骨骼健康生长。

食物来源： 动物肝脏、维生素 AD 滴剂。

钙

需求指数：★★★★★

营养需求：钙是儿童生长发育最重要的常量元素之一，儿童生长发育阶段必须摄入充足的钙，以保障儿童旺盛的骨骼生长需要。

食物来源：牛奶、奶酪、鸡蛋、豆制品、海鱼。

铁

需求指数：★★★★

营养需求：铁是人体必需的微量元素。

食物来源：黑木耳、蛋黄、红肉。

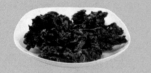

锌

需求指数：★★★★

营养需求：锌在儿童生长发育阶段有极重要的作用，长期的锌缺乏会给儿童的生长发育造成严重影响。

食物来源：牡蛎、坚果类、瘦肉、鱼、蛋黄。

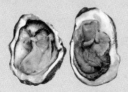

DHA

需求指数：★★★★

营养需求：DHA 俗称脑黄金，它的出现掀起了市场上的一股补脑热潮，也被快速应用到了儿童快餐食品中。DHA 对脑神经传导和突触的生长发育有着极其重要的作用。DHA 在人体中难以自身合成，但在大脑、视网膜、神经组织中却大量存在着。DHA 有助于提高学习、记忆能力和视力。

食物来源：鱼类。

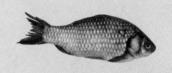

卵磷脂

需求指数：★★★

营养需求：卵磷脂是大脑必要的活性物质。从膳食中补充适量的卵磷脂可提高智力。

食物来源：深海鱼类。

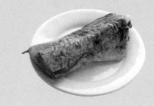

孩子咳嗽期间闹着吃零食，能给吗

关于零食，常常让父母很为难，特别是对于生病的孩子来说。不给吧，孩子要哭闹；给吧，担心孩子过度依赖零食，影响正餐食欲。其实，从另一个角度来看，孩子能对食物感兴趣，是病情好转的迹象，父母应该感到高兴才对。但是，对于零食的选择，父母还是要格外注意的。不能孩子要吃什么零食都给，比如对咳嗽不利的糖果、巧克力等，最好暂时不要给孩子吃。尽量选择营养健康又利于孩子康复的零食。

根据食物的营养特点和制作方式，我们将零食分为可经常食用的零食、适量食用的零食和限量食用的零食。

适量食用的零食

这类零食营养素含量相对丰富，但是却含有或添加了中等量的油、糖、盐等。常见的有各种饼干、蛋糕、海苔片、苹果干、葡萄干、香蕉干、奶酪、奶片等。这些零食给孩子吃时还是要适度。

可经常食用的零食

这些食物既可提供一定的能量和营养素，又可避免摄取过量的油、糖和盐，属于有益于健康的零食。比如新鲜的瓜果蔬菜、鲜牛奶、不含添加剂的坚果、海产品、豆制品等。这类零食孩子可以多吃。

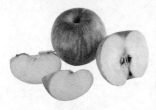

限量食用的零食

这类零食是含有或添加较多量的油、糖、盐的食品和饮料，提供能量较多，同时几乎不含其他营养素，不太健康，像蜜饯、果脯、各种油炸食品、奶油制品等都属于这类零食。经常食用这样的零食会增加孩子患超重、肥胖、高血压以及其他慢性病的风险。这些零食能不给孩子吃尽量不给孩子吃。

咳嗽会不会传染

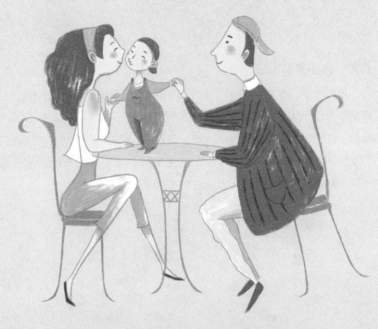

　　"最近我有点咳嗽，会不会传染给孩子？需不需要和孩子隔离一下？""去小区遛弯，大家正玩得开心，突然有孩子一阵猛咳，会不会传染给我的孩子？"对于咳嗽会不会传染这个问题，很多家长都有疑惑。其实，我们首先要明白的是咳嗽只是一种症状，而不是一种疾病。换句话来说咳嗽只是一种应激反应，本身是有益的，能帮助身体排出刺激异物。所以，父母无须"听咳色变"。

　　对于咳嗽是否传染的问题，我们首先需要明确这种咳嗽是由什么原因引起的。所以，对于咳嗽会不会传染，我们不能一概而论，还是需要先找到引起咳嗽的病症。如果只是普通的异物呛咳，或过敏性咳嗽，是不会传染的。但是如果是由普通感冒和流感引起的咳嗽，或是百日咳，都是由病毒引起的，具有一定的传染性，父母要格外注意，必要时需要将孩子隔离开来。

　　不管咳嗽是否会传染，无论是父母还是孩子都应该注意一下基本的文明礼仪，比如咳嗽时尽量用手或纸巾捂住口鼻，不要着着人用力地咳嗽。如果发现自己或是孩子有咳嗽症状，尽量远离人群。

写给父母：
在孩子生病期间，一定要保持良好心态

冷静，才不容易出错

  试想一下，如果孩子生病了，父母只顾着相互抱怨，或者自己很焦虑，孩子就会以为自己得了很严重的病，感到害怕，于是哭闹起来，可能导致非常严重的后果。在这里，我们劝诫所有的父母，当孩子生病或者受伤了，自己首先要做的事情就是冷静下来，观察孩子的病情，安慰好孩子，理一理孩子生病、受伤的原因，在就诊的时候告诉医生，然后根据医生的诊断把孩子照顾好。

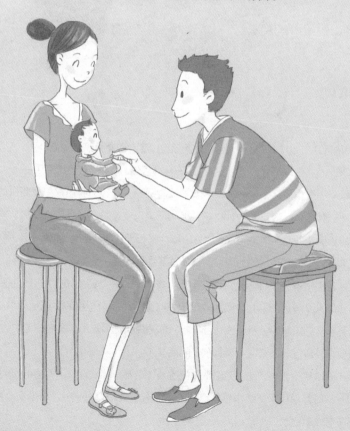

生病的孩子希望爸爸妈妈更关心自己

我们大人生病的时候都希望身边的
人能关心自己，更别说孩子了。在孩子
的世界里，爸爸妈妈就是一切。孩子生病
了、受伤了，身体很难受，心理也会变
得脆弱和敏感，最大的希望就是爸爸妈
妈能多关注自己。如果这时候爸爸妈妈只
顾相互指责，会影响孩子的情绪。身体上
的病痛，再加上心里觉得委屈，病就更不

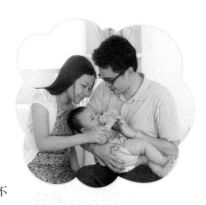

容易好了。甚至一些孩子还会觉得"都是我的错"，一味地自责，这对孩子的心
理发育也是很不利的。

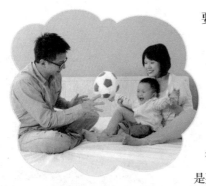

要相信孩子的忍耐力

有人曾说过这样一句话："儿童的
忍耐力其实是惊人的，只要不吓着他们，
给一个合适的心理预期，他们多半能
够接受一些似乎很困难的事情。"所以，
当孩子生病的时候，爸爸妈妈即使心里
很焦虑，也不要把这种情绪表现出来，而
是要给孩子传达这样一种暗示：生病是一件

很正常的事情，不要哭，忍一忍，一会儿去医院让医生给治疗，很快就会好起来的，
如果哭闹反而会让身体变得更加不舒服。

有的爸爸妈妈会问："孩子大一些，跟他讲道理，他可能会听。但是，几个
月大的孩子，他什么都不懂，只会哭闹。"我们要告诉大家的是，千万别小瞧了
你们家宝贝，小孩子可是最会"察言观色"的，我们需要做的就是相信他。

当然，也有一些孩子生病的时候一味哭闹，大人怎么哄都不行。这时，你需
要转移他的注意力，比如跟他说话，用他喜欢的玩具吸引他，不知不觉中他就忘
记不舒服这回事了。

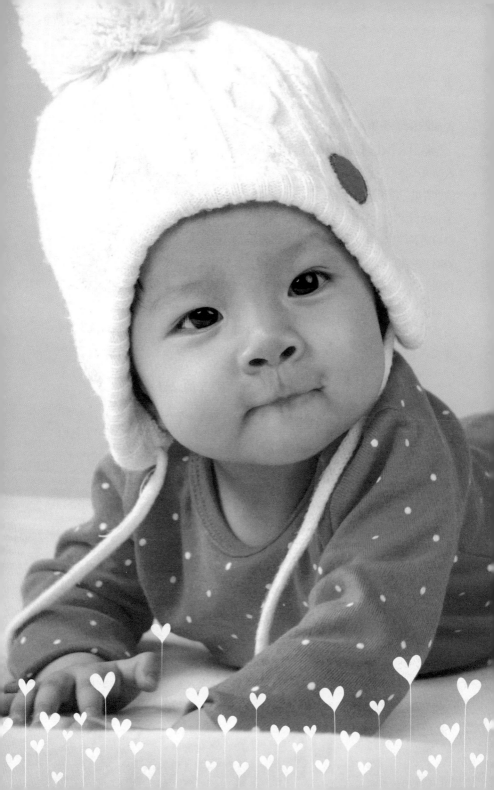

西医看咳嗽：
找到病灶，精准用药

　　西医认为咳嗽不是病，而是许多疾病都可能出现的一种症状。咳嗽是为了排出呼吸道分泌物或异物而做出的一种机体防御反射动作，通俗来说，咳嗽是人的一种保护性生理现象。所以，咳嗽不一定是坏事。但是，如果咳得过于剧烈，影响了正常的饮食、睡眠和休息的话，那就失去了保护的意义。面对咳嗽时，父母一定要淡定，首先鉴别是何种原因引起的咳嗽，再对症处理，这样才能更好地保护孩子的身体健康。

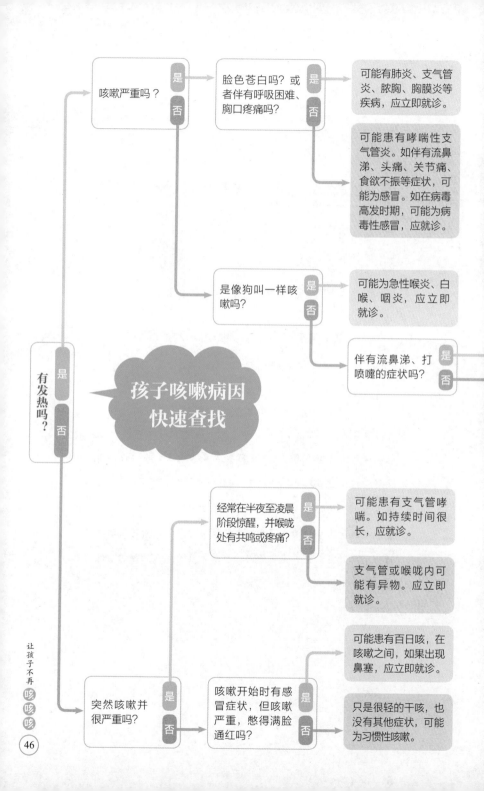

咳嗽严重吗？
是
否

脸色苍白吗？或者伴有呼吸困难、胸口疼痛吗？
是
否

可能有肺炎、支气管炎、脓胸、胸膜炎等疾病，应立即就诊。

可能患有哮喘性支气管炎。如伴有流鼻涕、头痛、关节痛、食欲不振等症状，可能为感冒。如在病毒高发时期，可能为病毒性感冒，应就诊。

是像狗叫一样咳嗽吗？
是
否

可能为急性喉炎、白喉、咽炎，应立即就诊。

伴有流鼻涕、打喷嚏的症状吗？
是
否

孩子咳嗽病因快速查找

有发热吗？
是
否

经常在半夜至凌晨阶段惊醒，并喉咙处有共鸣或疼痛？
是
否

可能患有支气管哮喘。如持续时间很长，应就诊。

支气管或喉咙内可能有异物。应立即就诊。

可能患有百日咳，在咳嗽之间，如果出现鼻塞，应立即就诊。

突然咳嗽并很严重吗？
是
否

咳嗽开始时有感冒症状，但咳嗽严重，憋得满脸通红吗？
是
否

只是很轻的干咳，也没有其他症状，可能为习惯性咳嗽。

喂奶后有体温下降，同时脸部和嘴唇发紫吗？ **是** → 可能患有支气管炎，应立即就诊。

否

眼睛有充血、眼屎吗？ **是** → 如有喉咙发炎，可能患有咽喉结膜炎。发热 4 天后发疹，可能患有麻疹，应就诊。

否

如无故哭闹或长时间咳嗽，或全身无力、食欲不振，可能为支气管或肺部疾病，应就诊。

可能为病毒性感冒。如不伴有其他症状，并食欲旺盛、健康，不必担心，但最好就诊检查。

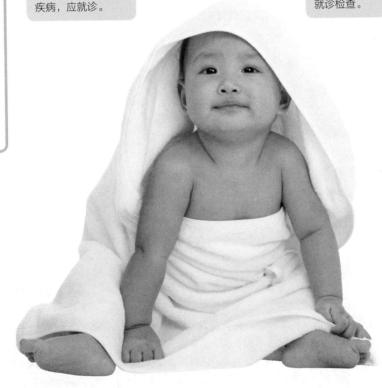

紧急就医提示

若宝宝不到 6 个月，持续咳嗽超过 1 个小时，或是 6 个月以上的宝宝咳嗽，并伴有以下一种或几种症状时，应立即就医。

●异常疲乏或嗜睡	●伴有喘鸣或发高热	●呼吸急促
●口唇发紫	●拒食	●呼吸声大或呼吸困难

带孩子看咳嗽，父母应该告诉医生哪些事

对年龄较小的孩子来说，限于表达能力，要跟医生说清楚感觉或者描述症状，是一件比较难的事情。因此，描述症状和病情的重任就落在父母身上。那么，在带咳嗽的孩子去就诊的时候，父母应该怎么做呢？

平时多观察孩子的症状表现，详细告诉医生

咳嗽是一种病症，父母带孩子去看医生时，需要对这种病症有一个比较全面的了解。我们需要告诉医生：

孩子咳嗽多长时间了，是这两天才咳的，还是咳嗽有一段时间了。

咳嗽的频率怎样，是早晚不停地咳嗽，还是断断续续地咳，或者只是偶尔咳嗽一两声。

咳嗽的时间多发生在什么时间段，是早上，还是晚上咳嗽得严重些。

一般在什么情况下咳嗽比较多，比如早起爱咳嗽还是运动后会出现咳嗽，或是在接触了比较明显的诱因，比如吸入了冷空气，闻到了刺激性的气味，或者接触了一些特殊的物体。

如果孩子之前用过抗生素，比如头孢、阿奇霉素等都要告诉医生。如果孩子做过雾化，还需要告诉医生雾化都使用了什么药物，用了多长时间，病情有没有缓解等，这些都需要在面诊时告诉医生。

父母要多观察孩子，看孩子是否出现过鼻塞、流鼻涕、爱揉鼻子、挖鼻孔等问题。倘若孩子以前有过呛咳、湿疹或是类似的病症，也要告诉医生。医生只有详细了解了这些情况之后，才能够对孩子的咳嗽做一个全面详实的诊断。

可试着记录生病日记，准确反馈给医生

医生每天都要接诊很多病人，一些症状可以通过观察和检查发现，还有些症状如果父母不说，医生在很短的就诊时间内很难发现。建议父母们养成为孩子记生病日记的习惯，父母提供的信息越多、越准确，对医生的诊断就越有利。

那么，父母应该如何为孩子记生病日记呢？以下是萱萱妈妈在萱萱发热时做的记录，十分详细，可以作为大家写孩子生病日记的参考。

生病日记

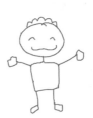

时间：2015 年 6 月 20 日晚上 8 点 30 分。

病症：发热，38℃。

其他：喉咙发炎、精神差、说话没有力气。

衣着情况：天热，穿的小短裙。

饮食起居：

1. 去舅舅家跟小哥哥玩了一天，吃了爆米花、炒豌豆、薯片等零食，正餐吃的猪肉白菜饺子、虾、西蓝花炒木耳、拍黄瓜；主食吃得少，零食吃得多，而且喝水比较少。

2. 上午和小哥哥到小区里骑自行车，出汗比较多，衣服有些湿，没有给她换衣服。

3. 中午回到舅舅家，天热，老人开了空调，萱萱打了好几个喷嚏，还嫌热，不肯穿衣服。

4. 回家的路上，萱萱睡着了，车上开有空调；回到家后，天气变凉，家里窗户都开着，没有开空调，萱萱醒了，于是给萱萱洗澡，看到萱萱精神不好，才发现她发热了。

5. 萱萱发热后不吃东西，每天晚上必喝的奶也很抗拒。

处理措施：

1. 用温水给萱萱泡澡 10 分钟，然后给她穿上纯棉的睡衣。

2. 给萱萱的额头贴退热贴。

3. 每隔 2 分钟给萱萱喂一次水，每次喝 2~3 勺。

4. 没有服用药物。

5. 物理降温半个小时后测体温，37.8℃。

专题

提高孩子的免疫力，让孩子少生病

几乎每个妈妈都知道，孩子的免疫力高，意味着孩子拥有健康的体魄。一些妈妈发自内心地告白："每每看着孩子喜悦的面庞，我只想对孩子说，只要你快乐、健康地成长，妈妈就心满意足了！"

那么，什么是免疫和免疫力呢？

免疫力是人体自我保护的能力

孩子在成长发育的过程中，会不断遭受外界环境中各种各样病原体的侵袭。为防止各种疾病的发生，人体有一个专门的组织系统来完成这个任务，这个系统就是免疫防卫系统。免疫防卫系统就像一支训练有素的精锐部队，它能够识别身体的外来物质，排斥并消灭它们，以保护孩子的身体不受疾病的伤害。我们熟知的各种导致疾病的病毒、细菌、寄生虫等，都属于被免疫系统识别和排斥的对象。

免疫系统在孩子身体里的每一个环节都能抵御、阻止、杀灭外来的细菌、病毒和致病因子。免疫系统存在于人体的多个器官，它们共同完成防御和战胜疾病的作用。

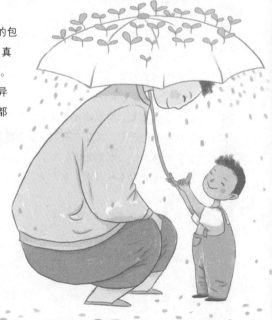

我们无时无刻不置身于微生物的包围之中，微生物中包括细菌、病毒、真菌、衣原体、支原体等，它们无处不在。当某种传染病，或新发生的特殊变异的传染病流行时，不是所有的孩子都会被感染，有的孩子即使感染了却并不发病。这说明这部分孩子体内已形成可抵抗外来病原微生物侵袭的物质，或者说有免除疫病的能力，即免疫力。

孩子是否爱生病，生病后康复的速度快慢，在很大程度上与孩子免疫力的强弱有关。

孩子在不同年龄段的免疫力特点

0~6 个月

母乳喂养的孩子 6 个月以内极少生病。尤其是月子期的新生儿，抗病能力较强。这是因为，新生儿一生下来就从胎盘里获得了比较多的免疫球蛋白，正是这些免疫球蛋白构成了孩子成长过程中的第一个预防系统，可以抵抗常见细菌和病毒的侵袭。

6 个月到 3 岁

6 个月至 3 岁是孩子抗病毒能力最弱的时期，属于孩子的易感期。

孩子 6 个月以后，从母体获得的免疫球蛋白逐渐减少，而自身免疫系统尚未完全建立，因此抗病能力较差，当进入疾病的高发期，孩子就易感冒、腹泻、发热。通常每年可能患 5~6 次感冒，且容易并发肺炎。因此，6 个月 ~3 岁的孩子，对于易受传染的麻疹、百日咳等疾病，要按时注射疫苗。一般经过 3 年左右的时间，孩子的免疫力就可以达到成人免疫力的 2/3 水平。这 3 年，即孩子出生后的头 1000 天，是培养和塑造孩子免疫力的关键期。

正常情况下，2 岁内的孩子每年都会得 5~6 次感冒，易患扁桃体炎、中耳炎、气管炎，且易并发肺炎。如果孩子没有注射过疫苗，还容易患麻疹、百日咳、猩红热、肠炎、脑炎、肝炎等感染性或传染性疾病。

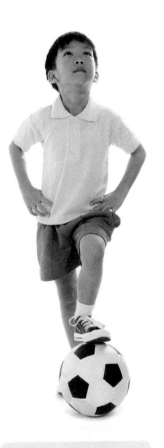

3~5 岁

随着孩子逐渐长大，到 3 岁左右，孩子自己的免疫力就逐渐发育和成熟起来。免疫系统才能真正承担起与病毒、细菌斗争的重任。3~5 岁的孩子，抗病能力逐渐增强，只是孩子的呼吸道和消化道的免疫力仍然很低。所以孩子的呼吸道和消化道还很容易感染，每年仍会得 3~5 次感冒，也易患腹泻、病毒性肠炎、支气管炎、肺炎等。当然，孩子患各种感染性疾病本身也是对免疫卫兵的训练。

5 岁以上

5 岁以后，孩子体内产生免疫球蛋白的能力明显增强，免疫力在接受自然训练的过程中逐渐壮大，通过无数次与病原物质作战，免疫力得到反复锻炼，逐渐成为有经验的健康保卫系统。到 8 岁后，整个免疫系统的抵抗力已基本和成人相当。

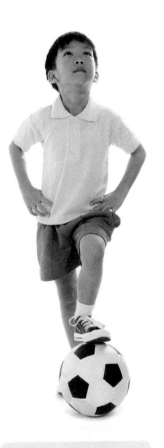

西医看咳嗽：找到病灶，精准用药

测一测孩子的免疫力水平

1. 你经常带孩子出去散步吗？ □是 □否

2. 气候变化时孩子是否很容易生病？ □是 □否

3. 你经常给孩子进行"三浴"锻炼吗？ □是 □否

4. 流行性感冒发生时，孩子是否很少幸免？ □是 □否

5. 你是否注意孩子的饮食搭配，是否能做到营养基本均衡？ □是 □否

6. 孩子是否经常患呼吸道感染，一年可能达到 5～6 次？ □是 □否

7. 孩子出生后是否以母乳喂养为主？ □是 □否

8. 孩子是否稍有不适你就给他（她）马上吃药？ □是 □否

9. 孩子是否性格开朗，爱玩爱笑？ □是 □否

10. 孩子是否经常在家里待着，不怎么出去活动？ □是 □否

11. 孩子是否养成了勤洗手、勤换衣服的好习惯？ □是 □否

12. 孩子是否白天睡觉，晚上玩到很晚？ □是 □否

计分办法

如果 1、3、5、7、9、11 题的回答为"是"，得 1 分；回答为"否"，得 0 分。

如果 2、4、6、8、10、12 题的回答为"是"，得 0 分；回答为"否"，得 1 分。

评分结果

0~4 分：表明孩子免疫力较差，容易得病。建议家长咨询医生后，通过血液和细胞检查来评价免疫力水平。需要医生根据临床检验结果，对孩子有针对性地提供增强免疫力的建议。

5~8 分：表明孩子的免疫系统有些问题。大人应该在孩子的饮食安排上下点工夫，合理补充所需营养，还要常带孩子到户外活动。

9~12 分：表明孩子的免疫力很强，孩子很健康，家长可维持现状，并注意饮食均衡、规律作息、科学运动即可。

说明：以上测试结果的判定分析只是根据孩子外在的身体表现做出的，仅供参考，不能代替医生的诊断。因此，尽管孩子测试得分较高，但如果出现身体不适，还是应尽快去医院就诊。

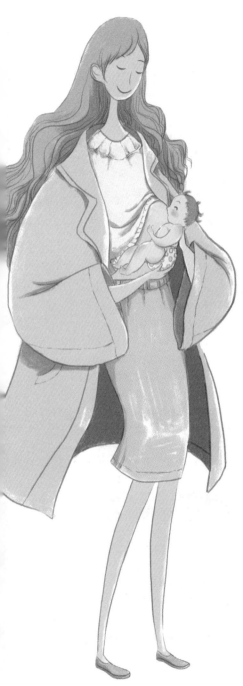

提升孩子免疫力的方法

坚持母乳喂养

新生儿可以通过乳汁，尤其是初乳获得免疫球蛋白（抗体），增强抵抗疾病的能力。研究发现，母乳喂养的孩子患肺炎、肠炎、脑膜炎等感染性疾病的概率比非母乳喂养的孩子低。因为母乳中有丰富的增强免疫力的物质，仅在刚出生的头 4 天里，孩子就能从母亲的初乳中获得 40 亿个白细胞，帮助细胞免疫系统工作，还能获得 T 细胞和免疫球蛋白。这些物质能在孩子的咽喉、呼吸道和消化道内构建起抵御细菌的屏障。

改善饮食

没有任何一种食物可以同时提供人体必需的全部营养素，所以孩子的饮食要均衡、合理，让孩子的饮食丰富多样，不挑食、不偏食。防止长期偏嗜某种食物，以免营养不均。做到按时节量，食有规律。不要怕孩子吃不饱，吃多了会积食，一积食就容易发热感冒。尽量避免在进餐时批评孩子。还要注意饮食卫生，不吃腐烂变质的食物，防止病从口入。

保持充足睡眠

尽量让孩子睡足觉。新生儿的睡眠可达20小时，3岁前的孩子一定要睡10小时以上。应早睡早起，不要熬夜。高质量的睡眠能促进孩子身体、智力和心理上的正常生长发育，是孩子健康发育和成长的重要保证。

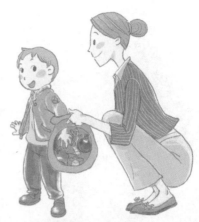

坚持锻炼

让孩子经常到户外进行锻炼，可以增强体质，提高抗病能力，并促进智力的发育。让孩子赤手赤脚玩耍大有益处，动作千变万化，也会促使大脑各个不同部位快速做出相应的机能反应。当然，孩子运动习惯的培养有其阶段性。3岁前，父母可以通过游戏让孩子感受运动的乐趣，再依孩子的兴趣选择一种运动，帮助孩子学习规律性的练习技巧。父母不要自己给孩子选好一种运动类型，一味进行技巧性的练习，这样反而会破坏孩子对运动的兴趣。

科学护理

孩子的免疫力跟父母的科学护理关系很密切。科学的护理不仅包括喂养、衣食住行等，也包括给孩子营造一个轻松愉快的生活氛围。护理中关注"汗""寒"，小儿是纯阳之体，平日衣服不要穿得太多，睡觉时被子不要盖得太厚，以免孩子身体过热。因孩子自身调节体温的机能较弱，过热会助长阳气，导致上火，反而容易感冒。不要给孩子吃冰冷的食品，不要喝碳酸饮料，以免损伤孩子的脾胃和肺。

保持良好情绪

保持乐观向上的心理状态，是增强孩子免疫力的重要措施。外界的刺激过于强烈时，孩子的免疫力就会下降。尤其是刚入园的孩子，面对全新的环境，面对与爸爸妈妈的分离，情绪、精神乃至身体都会发生相应的变化，从而导致免疫力下降。因此，刚入园的孩子往往容易生病。为减轻孩子的心理压力，爸爸妈妈应保持养育环境相对稳定；多发现孩子的长处，并加以夸奖，这能增强孩子的自信，孩子够自信，身体免疫力才会提高。

对孩子而言，轻微的疾病可以当成是对体质的一种训练，孩子体内的免疫系统会因为遭受了疾病的考验而构筑出各种等级的防卫线。不经历风雨的小树如何成材？生病是锻炼和提升孩子免疫力的重要途径。孩子生一次病，免疫力就会提升一个层次。

该接种的疫苗都得接种

按规定进行疫苗预防接种，是提高孩子对传染病免疫力的有效方法。父母应该严格按照计划给孩子接种，以有效提高孩子的免疫力。

注意，这些因素会降低孩子的免疫力

环境因素

　　空气中的粉尘、二氧化硫浓度，噪声，辐射，以及食品污染、水污染等都是损害孩子免疫系统、降低免疫力的罪魁祸首。长期处于污染的环境中，会对孩子的免疫力造成影响。此外，刚入园的孩子因为环境的突然改变，心理上不能很快适应，抵抗力下降，再加上幼儿园的集体环境，也容易影响孩子的免疫力。

生活习惯因素

　　孩子的不良习惯也是导致免疫力下降的原因。有一些孩子总是睡前吃东西或抱奶瓶入睡，这样的习惯很容易诱发婴儿感冒；不刷牙或不漱口的孩子更容易出现扁桃体发炎。

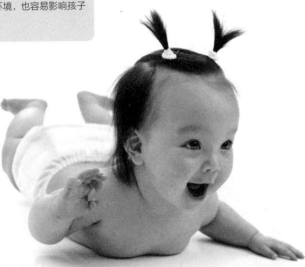

食物因素

　　营养是维持人体正常免疫功能和健康的物质基础。暴饮暴食、挑食偏食、节食等都会造成机体营养失衡，从而导致免疫物质的合成受阻，继而引发免疫力下降而致病。

　　此外，常吃甜食的孩子，容易出现肥胖或者龋齿，这些都属于"甜食病"的范畴。过分依赖甜食的孩子，血液中白细胞平均吞噬病菌的能力会大幅下降，从而导致免疫力降低乃至引发内分泌疾病。

药物因素

　　如果长期使用抗生素，人体会产生耐药性，从而打乱人体平衡。这样不但影响了孩子的健康，还会使孩子的免疫力大大下降。孩子生病时，有的父母在孩子的病症稍有起色时就给其停止用药，这样将会导致细菌长期处于隐伏状态，一旦孩子受冷受热，就会引发疾病。有些父母对发热机理不了解，恨不得药到病除，也有一些医生对孩子父母的唠叨感到厌烦，无奈给孩子使用了激素。久而久之，孩子对某些药物就会产生依赖性，从而导致孩子免疫功能受到影响。

西医看咳嗽：找到病灶，精准用药

普通感冒

间断性、刺激性咳嗽，不分日夜

感冒是最常见的一种儿科疾病，家长和孩子都会患，但孩子患感冒的概率往往比家长高，这是因为孩子的免疫力相对较弱的缘故，尤其是孩子出生 6 个月到 1 岁之间，因为这个时间段，孩子从母体带来的免疫力慢慢耗尽，而自身免疫系统尚未健全，特别容易感冒。

小儿感冒的咳嗽症状

普通感冒大多数都是由病毒引起的，少数合并细菌性感染。孩子由于自身免疫系统相对较弱，所以患感冒的机会相对比成年人要多。由普通感冒引起的咳嗽多为一声声刺激性咳嗽，好似咽喉瘙痒，一般无痰或少痰；而且咳嗽时不分白天黑夜，一般不伴随气喘或急促的呼吸。咳嗽的同时，还会伴有鼻塞、流鼻涕、打喷嚏、扁桃体红肿，出现吞咽困难、食欲下降的症状。免疫力相对较差的孩子在夜间还容易发烧，一般是中低烧，体温在 38.3~38.9℃，随着病情的加重，孩子时常会疲倦，睡不安稳。

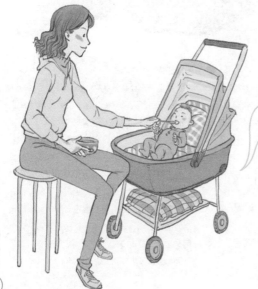

感冒期间的家庭护理

多喝水

孩子感冒了，医生都会建议多喝水。因为水可以增加机体细胞代谢，促进体内毒素排出，还能保持咽喉部的湿润，起到润滑和消毒的作用。大点的孩子，父母可以多叮嘱孩子喝温开水，若是小婴儿，妈妈可以增加喂奶的频率，也可以适当给孩子补充点白开水。

让孩子充分休息

保证孩子足够的睡眠，是帮助孩子缓解感冒症状的一个重要方法。睡觉是一个自我修复的过程，孩子在睡眠过程中，机体也能够得到充分的修复，变得足够活跃，才能更好地抵制感冒病毒的侵害。感冒期间，只要孩子愿意睡，尽量给他们营造一个温馨舒适的睡眠环境，不要担心孩子白天睡眠过多而影响晚上的睡眠。年龄越小的孩子，越需要充分的休息。

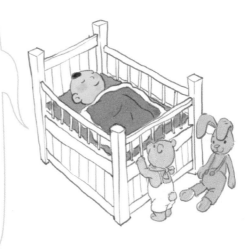

保护好孩子的鼻腔

孩子感冒流鼻涕时，要用柔软的纸巾帮他擦拭，而且动作要轻柔。可在孩子的鼻孔外，尤其是两侧和鼻孔下方，涂抹适量的凡士林或红霉素眼膏，以保护皮肤，防止频繁擦拭而变得红肿、疼痛。

如果孩子鼻塞严重、呼吸困难，可先用盐水滴剂软化鼻涕，再用吸鼻器吸出鼻涕，可使呼吸顺畅。也可以用温热湿毛巾敷孩子的鼻子，帮助孩子通鼻。

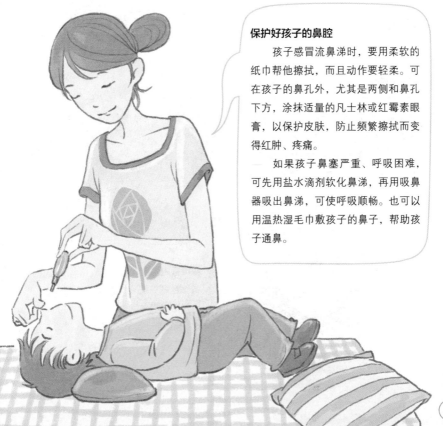

避免盲目用药

　　对年龄较小（2岁以下）的孩子，如果是普通感冒的话一般不建议用药。父母只需要加强日常的护理，注意饮食，三五天就会自愈。他们需要的更多是休息和调理。

　　大一些的孩子，也尽量不用抗生素和抗病毒药物。抗生素是专治细菌感染的，但小儿感冒大多是由病毒引起的。如果没有确诊是细菌感染，一定不要自行使用抗生素，也不要轻易使用各种抗病毒的药物。应在医生的指导下用药。

　　感冒多伴有咳嗽的症状，但爸爸妈妈别动不动就给孩子喝止咳糖浆。咳嗽有助于排出痰液，保持气道通畅。如果孩子在白天咳嗽，可能是一种自我保护反应，不必太过担心，更不要马上给孩子喝止咳糖浆，补充水分、加湿空气的办法可能更管用。

贴心提示

　　为了鼓励孩子多喝水，可以这样做：

　　1. 可以将水放在一个可爱的水杯或壶里，时不时地给孩子递过去一下，孩子下意识地多少会喝那么一点。

　　2. 通过讲故事的方式，跟小孩子说他喜欢的小偶像生病了，因为他喝了好多好多水，很快就好起来了。以此鼓励孩子多喝水。

　　3. 可以给孩子准备一些带味道的水，如兑了新鲜果蔬汁的水或米汤等，吸引孩子多喝。

　　4. 准备两只小杯子，倒上温水，一只杯子给孩子，一只杯子给自己，然后和孩子一起玩"干杯"游戏，引导孩子喝水。

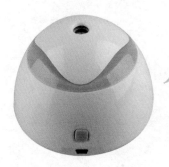

保持室内湿度适宜

　　秋冬季节天气干燥，可用加湿器增加室内的空气湿度，有助于缓解鼻塞的症状。但加湿器要每隔几天进行清洗和消毒。

必要时也得去看医生

　　感冒虽然不是什么大病，但在生病期间，人会感觉特别难受，流鼻涕、咳嗽、嗜睡等症状通常会影响我们的生活质量。如果症状比较严重，或者出现以下情况之一，爸妈还是要带孩子去医院：

体温超过 38.5℃。

发烧持续超过 72 小时。

咳嗽剧烈，影响到正常呼吸和睡眠。

易激怒，爱哭闹，精神状态不好，怎么逗都提不起精神来。

鼻子下面由于反复擤鼻子发生皲裂并结痂。

孩子叫头痛、身体痛，嗜睡难以唤醒。

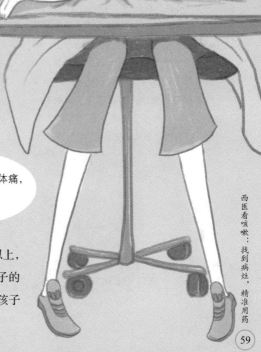

西医看咳嗽：找到病灶，精准用药

　　另外，如果孩子感冒持续5天以上，症状没有明显好转，这预示着孩子的病情可能发生改变，这时需要带孩子到医院看医生。

预防孩子感冒应注意的 5 个要点

孩子感冒，除了与孩子自身的体质有关外，还跟爸爸妈妈的照顾不当有关。那么，如何帮助孩子预防感冒呢？下面是一些经验总结，对预防孩子感冒很有帮助。

1 适当增加衣服。因天气变化而穿衣不当是导致小儿感冒的重要原因，爸爸妈妈要根据天气变化给孩子增减衣服。如果气温降低，不注意给孩子添加衣服，或是气温过高而孩子穿得多，出汗后受风等，都可导致感冒的发生。孩子睡觉的时候也不要盖得太厚，以免过热引起伤风；也不要盖得太薄，以免孩子着凉感冒。

2 孩子的抵抗力较低，容易受到病毒感染而感冒，因此爸爸妈妈要少带孩子去超市、车站等人多嘈杂、空气流通不佳的地方。

3 当家中有人感冒时，抱孩子或是拿孩子的用品之前，一定要清洗双手；咳嗽、打喷嚏时要用纸巾遮掩，尤其不能对着孩子打喷嚏，不能让孩子接触感冒患者用过的纸巾；不要跟孩子共用毛巾或碗筷；用醋熏蒸室内可起到消毒的作用，能帮助孩子预防感冒。

4 每天定时开窗通风，保持室内空气的清洁和流通，防止病菌滋生，有助于预防感冒。

5 在感冒流行的时候，让孩子早、晚用淡盐水漱口，有助于预防感冒和咽喉发炎。

让孩子不再
咳咳咳

感冒咳嗽的孩子应多喝粥

感冒咳嗽的孩子，胃口比较差，加之咽喉红肿，吞咽比较困难。所以多喝点稀粥，对恢复身体健康大有好处。

小米粥

材料：小米 50 克。

做法：将小米洗净，放入锅内，加适量水煮粥，待粥浓稠时即可。早晚各一次，温热服食。

功效：用于感冒咳嗽，抵抗力弱的孩子。

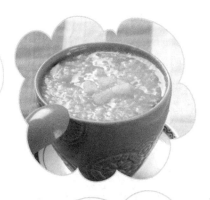

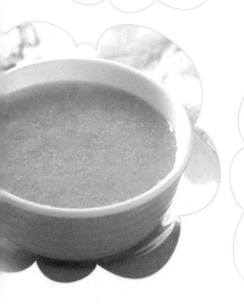

萝卜粥

材料：大米 50 克，白萝卜适量，单晶冰糖适量。

做法：将大米洗净，放入锅内，加适量冰糖和水煮粥，白萝卜适量，洗净去皮切成小粒和粥同时煮。待粥浓稠、萝卜煮软后即可。早晚各一次，温热服食。

功效：孩子感冒咳嗽较严重时服用效果好。

流感 咳嗽声略带沙哑

流感和普通感冒的症状比较类似，家长容易把两者混淆。其实，流感和感冒是两种截然不同的呼吸道疾病。流行性感冒除了有普通感冒的基本症状外，通常还具有一定的季节性，比如我国北方流感一般均发生在冬季，而南方多发生在夏季和冬季。它的发病时间也较普通感冒长，一般至少持续一周左右，传染性也比普通感冒更强。

对于孩子来说，流感的可怕之处在于它能引起许多严重的并发症（普通感冒一般不会），常见的并发症有细菌感染性疾病和自身免疫性疾病，比如中耳炎、肺炎、脑炎等，甚至有并发心肌炎和心力衰竭的可能。所以，一旦孩子出现高烧不退、咳嗽剧烈、头疼、嗜睡以及无精打采，家长一定要及时带孩子去医院检查治疗。

小儿流感的常见症状

流感比较典型的症状有高烧、头痛、咳嗽、全身酸痛、疲倦无力、咽痛等，这些症状普通感冒也有，但普通感冒很少会出现全身症状，像全身酸痛等。流感发烧比普通感冒要严重，一般以高烧为主，体温波动于 38 ~ 41℃，可能还会有咳嗽、高热惊厥。一般来讲，孩子越小越容易高烧，若护理不当容易导致孩子脱水、惊厥等。儿童流感有时还会出现胃肠症状，比如恶心、呕吐、拉肚子等，这些症状在成人流感中比较少见。

贴心提示

对于年龄较小的孩子来说，一旦被传染了流感，容易出现严重的气管、喉、支气管炎伴黏稠痰液，甚至发生呼吸道梗阻现象。新生儿则会出现嗜睡、拒食及呼吸暂停，甚至需用人工呼吸器治疗。所以，在流感多发季节，父母一定要格外注意。

让孩子不再咳咳咳

多补充水，高烧不退需立即就医

孩子患了流感，发烧少不了。孩子发烧时，呼吸会加快，蒸发的水分多，所以要及时补充水分，让孩子多喝温开水，促使多排尿、多发汗而降温。此外，父母要随时关注孩子的体温状况，一旦怀疑发烧，首先要给孩子测量体温，确切了解孩子体温高低之后再采取不同的措施。

如果孩子体温在38.5℃以内，没必要吃退烧药，可采取其他措施降温。首先，应保持室内环境安静、温度适中（18 ~ 25℃）、通风良好。其次，衣被不可过厚，如果出汗多，要及时为孩子更换干净衣服，并用温水擦洗。如果晚上孩子睡着了，体温很高，要把他叫起来喂退烧药或做物理降温，否则体温过高会导致高热惊厥。

若孩子体温持续超过38.5℃，且精神萎靡或有高热惊厥病史，可先在家中口服退烧药后，及时送医院就诊。

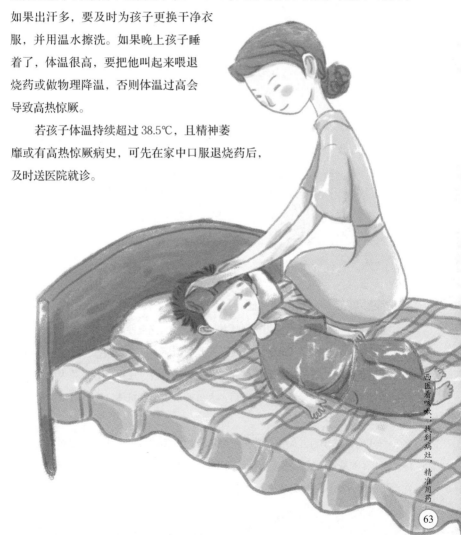

流感高发期，怎么做好预防

冬季是流感高发期，一定要注意保护好孩子，预防流感。

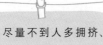

尽量不到人多拥挤、空气污浊的场所，不得已必须去时，要戴口罩。

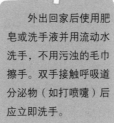

外出回家后使用肥皂或洗手液并用流动水洗手，不用污浊的毛巾擦手。双手接触呼吸道分泌物（如打喷嚏）后应立即洗手。

只要空气好，家里应每天开窗通风，保持室内空气新鲜。

加强孩子的锻炼，并保证充足的睡眠时间和愉快的情绪，可以有效提高孩子抵抗流感病毒的能力。

接种流感疫苗，有效预防流感

如果孩子对疾病抵抗能力差，比如患有哮喘、先天性心脏病、慢性肾炎、糖尿病等疾病，可以给孩子接种流感疫苗来预防流感。实践证明，接种流感疫苗可以显著降低婴幼儿罹患流感及流感相关并发症的风险，还可以有效减少患流感后传染给他人的风险。接种流感疫苗后，人体能产生流感抗体，能有效抵御流感病毒的入侵。

每年的流感季节开始前是接种流感疫苗的最佳时机。在我国，特别是北方地区，冬、春季是每年的流感流行季节，因此，9月、10月份是最佳接种时机。当然，在流感流行开始以后接种也有预防效果。

注意，流感疫苗只针对流感，只会对流感病毒产生抗体，而对于细菌、其他病毒或支原体引起的感冒则没有预防和抵抗的能力。流感疫苗不能包治感冒，注射流感疫苗可以预防流行性感冒，但不能阻止普通性感冒的发生。而且，即使注射了流感疫苗也要在半个月之后才能产生抗体，达到预防的目的。接种了一次流感疫苗并不代表"终身受益"，要知道病毒的种类很多，每一年引起流感的病毒也是不相同的，故流感疫苗不可一劳永逸。

患上流感后怎么彻底隔离

无论是孩子患了流感还是家中其他人患了流感，对患病的人员进行隔离是有必要的。流感病毒的传染性非常强，从潜伏期到病愈后一周左右的时间内患者都具有不同程度的传染性。如果孩子患了流感，父母可以给孩子单独安排一间房子供孩子休息，在康复之前尽量不上幼儿园，让孩子在家静养，以防传染他人和继发细菌感染。教会孩子在打喷嚏或咳嗽时用手帕或纸巾掩住口鼻，避免飞沫污染他人。

尽量少让孩子外出，也不要去人流量多的封闭场所。孩子使用的玩具、餐具、衣服都要经常消毒。如果是大人患上了感冒，一定要将大人和孩子隔离开来。患者用过的物品都要消毒。只有等病痊愈后，才可以解除隔离。

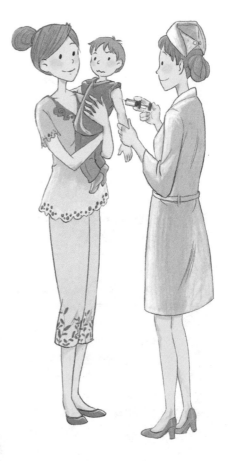

西医看咳嗽：找到病灶，精准用药

孩子发热期间的物理降温法

　　孩子发热后，家长需要先观察孩子的状况。如果除了体温高，孩子并没有其他明显不适或者呕吐等症状，可以先使用物理降温的方法控制体温；如果体温持续上升，超过38.5℃，家长可以给孩子喂退烧药。

用毛巾湿敷

孩子体温上升期要用热毛巾

　　细心的家长会发现，有时候给孩子量体温的时候，会发现孩子刚刚还是38℃呢，10多分钟以后，就成了38.5℃了，这是因为孩子正处在"体温上升期"。

　　这个时候，家长千万不能为了降温用冷毛巾去敷了，否则体表温度迅速下降，一旦低于37℃，孩子的大脑中枢神经就会下达更"严厉"的升温命令，孩子的体温会升得更高。

　　当孩子处在发热的体温上升期的时候，家长可以用39～40℃的温热毛巾，给孩子擦擦肚窝、腋下、腿窝这些大血管分布的区域。这样的话，孩子的体温可能还会上升，但是不会一下子升得太高而出现高热，甚至惊厥。

孩子体温稳定期、下降或后期可使用冷毛巾

　　当孩子的体温处在稳定期或者下降期的时候，这段时期的特点是散热过程占优势，致热原在体内的作用逐渐消失或者减弱，产热开始减少。这时，家长可以直接用常温的自来水浸洗毛巾后给孩子敷一敷头部，或者擦一擦腋窝、脖子、腿窝等大血管分布的区域。这样可以帮助孩子降温退热，也可以避免孩子的体温再次升高。

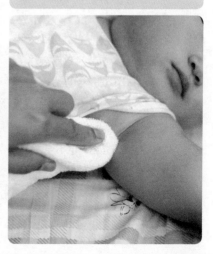

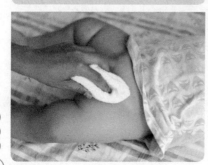

洗温水澡

如果孩子精神尚可，也喜欢洗澡，物理降温就可以优先采用洗温水澡的方式。如果孩子比较抗拒洗澡，又哭又闹，就不要勉强孩子了，否则孩子一直哭闹不仅耗费自身的体力，让体温持续升高，洗澡时还可能因为孩子的不配合而出现呛水等危险。

给孩子洗温水澡的步骤

1 调节室内温度在 28℃ 左右，并保持室内不通风。给孩子放好洗澡水，以能将孩子的身体浸入水内为宜，水温控制在 30~35℃。

2 给孩子准备好擦身的干毛巾、干净衣物、吸引孩子洗澡的玩具、家长方便照看孩子的座椅等物品。

3 安抚好孩子，让孩子保持相对稳定的情绪，并将孩子放入澡盆，让孩子的身体浸入水中持续大约 10~15 分钟。

①如果孩子不愿意躺在水中，只是坐在水中，这时可以用毛巾给孩子擦浴上半身。

②如果孩子在洗澡过程中，感觉水温下降或孩子开始发抖，可以一点点添加温度稍高的热水，添加时要注意不要直接碰到孩子皮肤，以免烫到孩子。

③如果孩子刚洗一会儿就表现出抗拒，不愿意待在水中，也不要勉强，要尽快给孩子擦

干身体，穿上衣物，等孩子情绪稳定了可以用别的方式给孩子降温。

④如果已经洗了 15 分钟，孩子还是愿意待在水中，而且精神状态良好，也可以让孩子再洗一会儿，但要注意及时添加温度稍高的热水以保持水温，防止孩子着凉。

4 洗完澡后，用干毛巾将孩子的身体擦干，并给孩子换上轻薄透气的衣物，让孩子多多休息。

5 大约 1~2 小时后再给孩子测量体温，看体温是否下降。

①如果体温下降至 37.5℃ 以下，就说明体温暂时正常，可以持续观察。

②如果体温没有下降，但也没有上升，可以根据孩子的精神状态再给孩子洗一次澡。

③如果孩子体温不但没有下降，反而升高了，一旦超过 38.5℃，就要给孩子服用退烧药。

不宜用冰敷、擦酒精降温

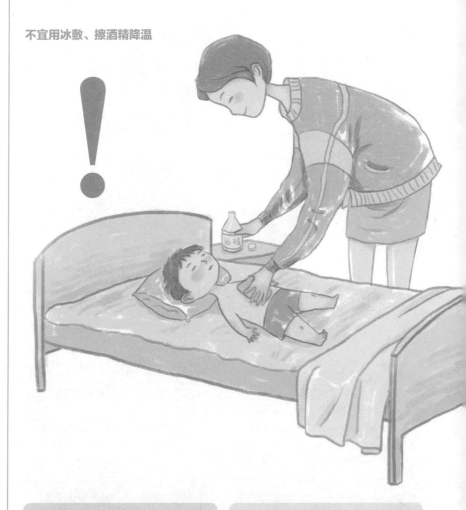

冰敷可能给孩子带来伤害

冰敷可迅速降低温度，且局部效果看起来不错，但在冰敷时，会引起孩子皮肤的毛细血管收缩，阻碍散热。一旦停止冰敷，体温会很快回升，甚至变得更烫，特别是体质弱的孩子，如果在发热时伴随有畏寒、寒战，这时候再使用冰敷的方式，更是雪上加霜，身体会感觉特别不适，难以承受，反而加重病情。

不建议给孩子用酒精降温

酒精擦在皮肤上后，会感觉凉凉的，这是因为酒精挥发带走皮肤上的热量，进而起到降温的功效，成人发热时，可以用37%的酒精（药店有售）擦身，能帮助降低体温，但是孩子的皮肤很薄，酒精渗透性很强，可能通过皮肤吸收进入血液，临床有不少给孩子用酒精擦浴降温，导致孩子急性酒精中毒的病例。因此，不建议给孩子使用酒精擦浴的方式来降低体温。

发热期间不宜捂汗

　　出汗确实能够散热，但孩子的体温调节中枢发育不完善、体温调节能力差、汗腺不发达，加衣服、盖被子，不但出不了汗，还会由于不通风，热度不能通过皮肤散出去，而加重发热，甚至让孩子处于高热状态。加之孩子活动能力弱，无法挣脱令他觉得不适的环境，表达能力也受限，即使不舒服，也常常难以引起家长的注意，所以，当大人发现孩子异常时，情况已经很严重了。

加减衣服要配合发热过程

　　当体温处于上升期时，孩子会感到畏寒、怕冷，此时家长应适当给他添加长袖透气的薄衫，盖上薄被，帮孩子搓搓冰凉的手脚，如果体温超过 38.5℃，可以给予退烧药，服药半小时之后，药效开始发挥，身体开始出现散热反应，孩子会冒汗，感觉身体发烫，此时就应减少衣物，并采用温水擦浴等物理降温的方法帮助退热。

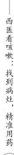

鼻炎

突然咳嗽，说话带鼻音

孩子的鼻腔和鼻窦的黏膜组织娇嫩，血管和淋巴管较丰富，鼻腔感染后，黏膜肿胀，分泌物较多，会影响黏膜纤毛和黏液毯的正常功能，鼻内感染的分泌物引流不出，就很容易引发鼻炎。该病在秋冬或冬春季节气温变化较大时容易发生。还有一种常见的与外界环境有关的鼻炎叫过敏性鼻炎，主要与遗传过敏体质和室内外的过敏原接触有关。不管哪种鼻炎，秋冬或冬春季节都是高发期。

小儿鼻炎的症状

鼻炎是鼻黏膜的炎症性反应，当其严重向周围蔓延的时候就会造成咽部黏膜受累，引起咽炎，而鼻炎分泌物增多引起鼻后滴漏也会刺激咽部黏膜造成咳嗽。

鼻炎刚发作时，孩子会感觉鼻腔内干燥、刺痒、打喷嚏，喜欢用手去揉；时间长了，孩子的鼻腔会出现堵塞及流清水样鼻涕。还会伴有流泪、结膜充血，咽痛、耳堵、耳轻微疼痛，突然咳嗽，说话带鼻音等症状。

急性鼻炎治疗及时的话，一般一周左右就能痊愈。如果治疗不及时，不彻底，容易转化成慢性鼻炎。鼻塞是慢性鼻炎的主要症状，常呈交替性鼻塞，一般白天活动时鼻塞减轻，晚间重一些，冬季鼻塞重。典型表现为睡眠侧卧时，居下侧之鼻腔阻塞，上侧鼻腔通气良好，当卧向另侧后，鼻塞又出现于另侧鼻腔。由于鼻腔与咽部相通，并通过咽部与肺部相通；同时耳部亦有咽鼓管与鼻咽部相通。因此，小儿急性鼻炎治疗不好还容易引发鼻窦炎、中耳炎、咽炎等并发症。

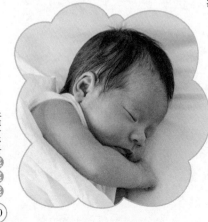

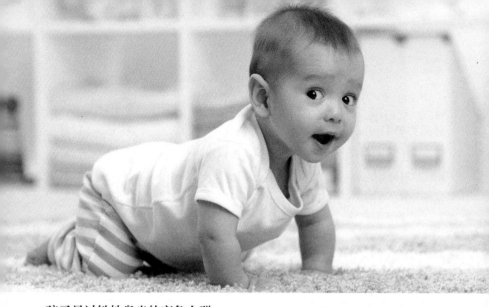

孩子是过敏性鼻炎的高危人群

  诱发小儿鼻炎的原因有很多，最常见的是遗传过敏性体质和与周围过敏原接触。有的孩子生下来就是过敏性体质，对周围环境和食物比较敏感，很容易产生过敏反应，出现打喷嚏、流鼻涕等症状。这个毕竟是少数，大多数孩子患过敏鼻炎是因为接触过敏原，比如室内的螨虫、温血动物的皮屑、毛发、唾液还有羽毛、食物之类，这在 1 岁以下婴儿身上比较常见。

  过敏性鼻炎的发生还与孩子身体免疫力有比较大的关系。孩子疲劳、作息时间紊乱、体弱、偏食、营养不良等也容易诱发过敏性鼻炎。孩子正处于生长发育期，免疫系统处于建立之中，相对于成人来说，他们更容易发生过敏性鼻炎。

  当孩子发生过敏性鼻炎时，爸爸妈妈首先要确定过敏原，减少或尽量避免孩子与过敏原接触。如果确定了过敏原，而孩子又不能避免与之接触，建议咨询医生是否需要进行脱敏治疗。

贴心提示

  小儿过敏性鼻炎用药基本上与成人相似，都是激素类药物，易产生耐药性。如果盲目用药，不仅不能解决鼻炎问题，还会带来药物的毒副作用。因此，如果孩子患有鼻炎，要及时带孩子就医，并在医生的指导下用药。因为孩子的病情千变万化，要定期复诊，医生会根据孩子的病情调整药物的用量及品种。

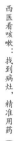

西医看咳嗽：找到病灶，精准用药

71

鼻炎要早治

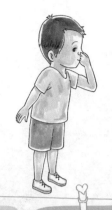

孩子患了鼻炎，家长要尽早带孩子去医院治疗。治疗越早越及时，后期的影响越小。一旦孩子出现以下情况，需尽快带孩子去医院检查。

经常无规律地咳嗽。

叫鼻子疼，不自觉地抚摸自己的鼻子。

经常流鼻涕，分泌物很多，变成黏稠的黄色，这种状况持续时间长。

孩子精神状态不好，对游戏不太感兴趣。

通过医生的诊断，首先区分孩子是过敏性鼻炎还是感染引起的鼻炎，如果是前者，需先确定过敏原，在日常生活中减少或尽量避免孩子接触这些过敏原。如果实在无法避免，可以在医生的指导下进行脱敏治疗。如果是后者，则需要根据病情的轻重缓急进行专项治疗。常见的有局部治疗，往鼻腔内滴药，使药液直接接触鼻黏膜，充分发挥药效，操作简单，适合在家里给孩子操作。必要时还可以使用抗生素治疗，具体的治疗过程需谨遵医嘱。

贴心提示

很多滴鼻药含有麻黄素，麻黄素多有苦味，滴鼻时容易流到咽后部，孩子会感觉不适。父母可以在使用滴鼻药之后，准备一些清水给孩子漱口，清除咽部残留的药物。大多数滴鼻药都有一定的副作用，比如麻黄素虽能收缩血管，暂时减轻充血使鼻腔通畅，但因其还有后扩张作用，不久鼻腔又容易出现堵塞，所以麻黄素不可多用，年龄较小的婴幼儿最好不用。

小儿鼻炎的家庭护理及预防

孩子患有鼻炎期间，不要让孩子接触到妈妈的化妆品，以及油漆、汽油、酒精等有异味的物品，以免加重鼻炎症状。不要在室内吸烟，烟味也会刺激到孩子的鼻黏膜而诱发或加重鼻炎症状。另外，不要带孩子到空气不流通、人多的公共场所，一是因为空气不流通可诱发或加重鼻炎，二是孩子的抵抗力比成人差，也容易感染细菌而生病。

保持室内干燥通风，尽量不在室内摆放植物，尤其是花粉多、香味浓郁的花卉，要定时清扫房间，清扫时建议使用吸尘器打扫，避免尘土飞扬。室内花香味过浓、尘土过多等，都有可能刺激鼻黏膜，诱发或加重鼻炎。

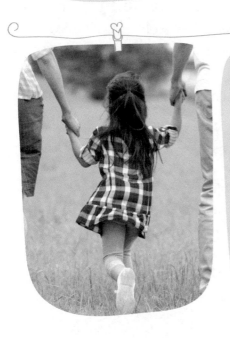

多留意天气的变化，不能让孩子受凉。在寒冷天气出门时应给孩子戴上口罩；天热时注意保持衣服干爽，及时更换汗湿了的衣服。建议给孩子进行一些耐寒训练，如给孩子洗脸，可以先从用温水慢慢过渡到用冷水来给孩子洗脸。在保暖的前提下，增加一些户外活动，让孩子呼吸清新的冷空气，可以提高呼吸道抗寒能力。当然，和孩子做一些亲子体操，散散步，可以帮助孩子活动关节肌肉，促进血液循环、增强抗病能力。

西医看咳嗽：找到病灶，精准用药

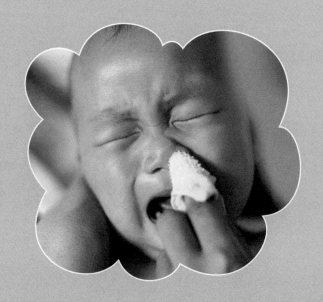

定期给孩子清洗鼻孔

孩子的鼻孔娇嫩，很容易堆积灰尘，加上患了过敏性鼻炎后，鼻孔内有很多分泌物，如果长期不清理，不仅会影响正常呼吸，时间久了还容易加重鼻炎。定期给孩子清洗鼻孔，是应对小儿过敏性鼻炎的一种有效辅助手段。

那么，如何给孩子清洗鼻孔呢？对于3岁以下的孩子，可以采用湿敷法。准备一个小脸盆，倒入温水，加少许盐（用手指捏一点点盐即可）搅拌，用小毛巾浸湿拧干，放在孩子鼻腔局部热湿敷；3岁以上的孩子可以用细棉棍蘸少许温水（甩掉水滴，以防孩子吸入），轻轻湿润鼻腔外1/3处，注意不要太深，以免引起孩子不适。

如果孩子鼻炎比较严重，家长不妨试一试下面这个方法。首先让孩子侧卧，一只手固定住孩子的头，把小瓶生理盐水探进孩子鼻孔，快速挤盐水瓶，你会看到水从一个鼻孔进入，带着鼻涕从另一个鼻孔出来。清理完后赶快扶孩子坐起来，并轻拍孩子后背，防止呛水。然后用同样的方法清理另一侧鼻孔。这样清理鼻孔孩子会有些抗拒，但却是唯一可以彻底清理孩子鼻腔的方法，孩子不像大人，鼻腔和泪囊不是通的，只要方法得当，不会造成孩子太大的不适和危险。

过敏性鼻炎的饮食调养

在饮食上可以多给孩子吃含锌、含维生素 E 的水果，如苹果、草莓、奇异果、绿色蔬菜。下面的汤粥对于预防过敏性鼻炎也有一定的功效，可以尝试做给孩子吃。

山药香菜粥

材料： 山药 100 克，粳米 150 克，葱白、香菜各适量。

做法： 山药去皮、切小块，同粳米煮粥；葱白、香菜切细，粥熟时放入，搅匀煮沸即成。每日食用 2 次。

功效： 此粥可补益肺脾、通散鼻窍，主治鼻塞时重时轻、流稀涕的过敏性鼻炎。

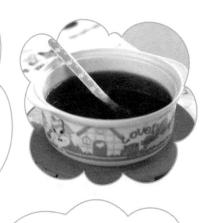

姜枣红糖汤

材料： 生姜 5 克，红枣 15 克，红糖 30 克。

做法： 将红枣去核，洗净；生姜洗净，切片。将红枣、生姜、红糖放入锅中，加适量水煮 20 分钟。

功效： 此汤有补虚润肺的功效，十分适合秋冬时节给孩子饮用，可以增强体质，从而达到预防过敏性鼻炎的目的。

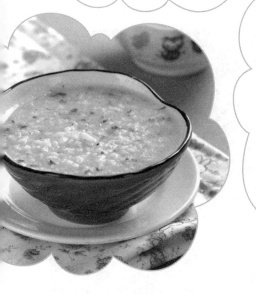

专题 生活中常见的过敏原

　　对于很多过敏性体质的孩子来说，父母只有先认识了过敏原，才能更好地保护孩子不受它们的侵害。常见过敏原如下所示。

吸入式过敏原

　　花粉、柳絮、粉尘、螨虫、动物皮屑、油烟、油漆、汽车尾气、煤气、香烟等。

接触式过敏原

　　冷空气、热空气、紫外线、辐射、化妆品、洗发水、洗洁精、染发剂、肥皂、化纤用品、塑料、金属饰品（手表、项链、戒指、耳环）、细菌、霉菌、病毒、寄生虫等。

食入式过敏原

　　奶、鸡蛋、鱼虾、牛羊肉、海鲜、动物脂肪、异体蛋白、酒精、毒品、抗生素、消炎药、香油、香精、葱、姜、大蒜以及一些蔬菜、水果等。

　　这些过敏原都是我们日常生活中经常能接触到的，只有先做过敏原检测之后，才能有针对性地避免过敏原对我们身体的伤害。

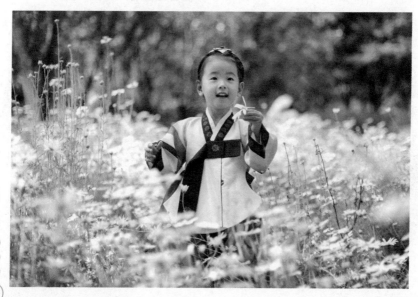

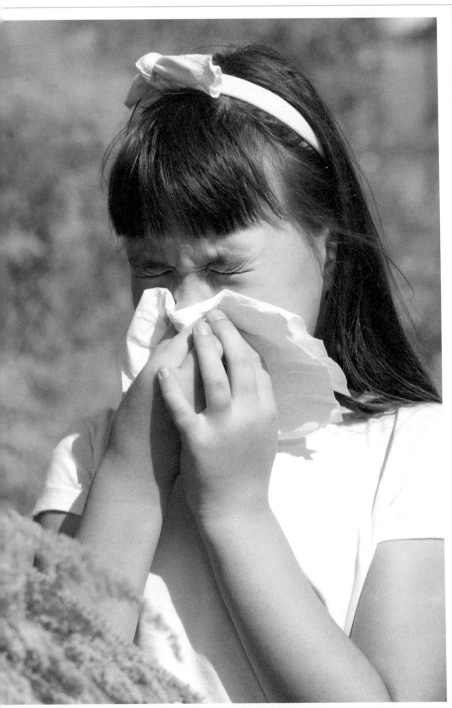

咽炎

夜间咳嗽"吭吭"作声

很多家长以为咽炎都是成人常见的疾病，孩子那么小，应该不会得咽炎。其实正好相反，孩子不仅容易得咽炎，而且症状通常比成人更严重。

得过咽炎的大人都知道这病难受的滋味，嗓子发痒、灼热、干燥，好像有东西卡住但又咳不出来。孩子得了咽炎也是很难受的，只是由于年纪小，表达不出来。小儿咽炎是指孩子感冒经治疗后出现咽喉不适、有痰的症状，是咽部黏膜的非特异性炎症，是婴幼儿时期常见疾病之一。小儿咽炎不仅会影响孩子正常的生活和健康，如果治疗不及时甚至可能会导致其他严重疾病的发生。

小儿咽炎的发病原因与症状

咽炎有急、慢性之分。急性咽炎一般是由于人体免疫力低、病毒或细菌侵及咽部而发病的。起病较急，初期咽部干燥、灼热、有异物感，并伴有疼痛，吞咽时加重，全身症状一般较轻，也有发热、头痛及全身不适等症状。若不及时治疗可并发中耳炎、喉炎、气管炎及肺炎等。

慢性咽炎多因急性咽炎治疗不彻底、反复发作引起，也可因慢性鼻炎、鼻窦炎，对有害气体、刺激性粉尘过敏，缺乏多种维生素等引起。症状主要表现为咽部有异物感、作痒微痛、干燥灼热等。常有黏稠分泌物附于咽后壁不易清除，晚上更为严重，"吭吭"作声。分泌物可引起刺激性咳嗽、恶心、呕吐等症状。

无论何种原因引起的咽炎，都应尽量消除致病因素，积极治疗。

如果家长发现孩子最近老哭闹，哭的声音嘶哑，甚至失音，口水比以前流得多，张开小嘴一看，发现咽部充血红肿，那么孩子很可能是得了咽炎。

小儿咽炎的治疗

大多数孩子的咽炎都是急性咽炎，孩子突然发烧、咳嗽、流鼻涕，和感冒有些类似，但是咳嗽症状却可以持续几周，让家长不知所措。

孩子得了急性咽炎，家长应该及时带孩子去医院治疗，在医生的指导下对症下药。同时，定期复查很重要。看完病之后可以问一下医生下次复查的时间安排。一旦治疗不及时，急性咽炎很容易转化为慢性咽炎。慢性咽炎的治疗是一个长期的过程，除了要配合医生进行药物治疗外，中医按摩、食疗都是不错的辅助手段。

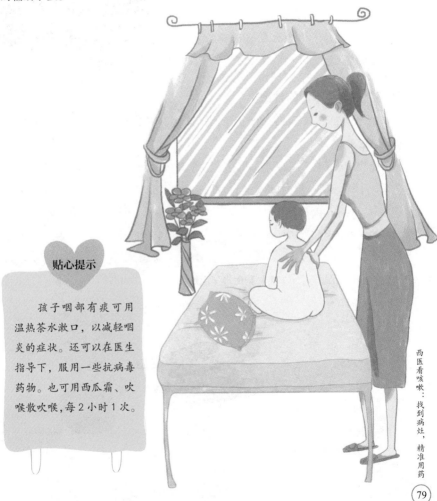

贴心提示

孩子咽部有痰可用温热茶水漱口，以减轻咽炎的症状。还可以在医生指导下，服用一些抗病毒药物。也可用西瓜霜、吹喉散吹喉，每2小时1次。

西医看咳嗽：找到病灶，精准用药

注意口腔、鼻腔的卫生保健

口腔、鼻腔是我们与外界接触最多的器官之一，而咽就位于口、鼻后下方，与口、鼻是直接相连的，口腔、鼻腔及鼻窦的慢性感染会累及咽部黏膜而导致咽炎。因此，平时要注意保持口腔、鼻腔的清洁。孩子患了咽炎，父母可以早晚用淡盐水（盐水只要不比眼泪咸即可）给孩子漱口，清洗和湿润口腔，改善咽部环境，预防细菌感染。

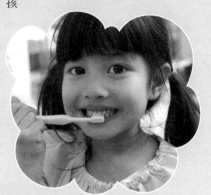

预防小儿咽炎，平常应让孩子多运动，以提高孩子的免疫力；让孩子养成勤洗手的好习惯，防止病从口入。

适当吃些清热滋润的食物

在治疗期间，孩子的饮食要清淡，忌吃油腻、辛辣、燥热等食物。多喝白开水，勤用淡盐水漱口。

适当给孩子吃一些有清热解毒、滋阴润肺功效的食物，如萝卜、白菜、菠菜、冬瓜、黄瓜、苋菜、梨、香蕉、柿子、枇杷、苹果、菠萝、荔枝、甘蔗、西瓜、橄榄、荸荠等。其中，西瓜含有的有效成分可预防和治疗急慢性咽炎，是清热、利咽、消渴的佳品。肉禽类如瘦猪肉、鸭肉、兔肉、猪肺等的滋阴润燥功效较强，可多食用。乳蛋类一般能补虚养血润燥，亦可常吃。豆类以绿豆、赤小豆、黑豆为佳，因其能清热利湿解毒。羊肉、狗肉等辛温燥热之品会伤津助热，应忌食。

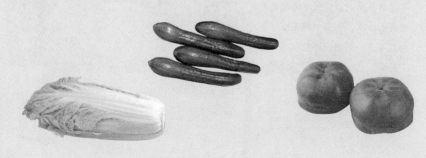

自制一些清火润喉的饮品

孩子咽炎，应常吃一些清火润喉的汤饮。下面推荐两款简单易学的饮品，在家可以经常做给孩子吃。

罗汉果雪梨汤

材料： 罗汉果 1/2 个，雪梨 1 个，白糖适量。

做法： 1. 将雪梨去皮，洗净，切块。2. 将雪梨与罗汉果一同放入锅中，加适量清水同煮 15~20 分钟至雪梨熟烂，加入适量白糖调味即可，吃雪梨，喝汤。

功效： 此汤清肺润燥、利咽开音，适用于小儿慢性咽炎。可代茶饮，每日 2 次。

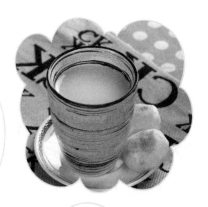

荸荠豆浆

材料： 荸荠 150 克，豆浆 100 克，白糖 25 克。

做法： 1. 荸荠用清水洗去泥沙，去皮，用沸水烫约 1 分钟，放入榨汁机榨汁。

2. 生豆浆放在铝锅内，置中火上烧开后，掺入荸荠汁，待再烧开后即可关火，倒入碗内，加白糖搅匀即成。

功效： 荸荠有清热生津、凉血解毒的功效，孩子饮用可减轻喉咙痛的症状。

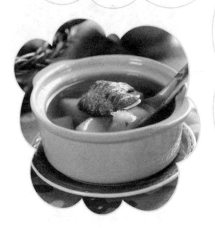

急性喉炎

发出空空的、似犬吠的咳嗽声

小儿急性喉炎常见于6个月~3岁的婴幼儿，多由病毒感染引发，这种病毒会促使喉咙和呼吸道的细胞分泌出很多黏液，这些黏液附着在喉腔内，使呼吸道变得狭窄，特别是当黏液干燥后，黏液会变得黏稠，加剧呼吸道堵塞。所以，大多数患喉炎的孩子都会出现咳嗽、呼吸困难、呼吸有杂音等症状。

小儿急性喉炎的症状

一般来说，急性喉炎起病时即有声音嘶哑、干咳，咳嗽时发出"空－空－空"的声音，好像狗叫一样，随后因声门下区水肿的发展，出现吸气不畅并伴有喉鸣音，病情逐渐加重可发生显著的吸入性呼吸困难。小儿急性喉炎早期，孩子往往白天不怎么咳嗽，而且精神良好，只是夜间特别是后半夜或哭闹时咳嗽加重，因而很容易被

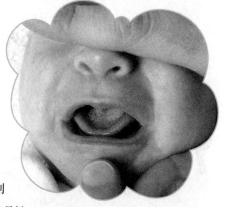

忽视。这点，需要家长提高警惕。这是因为孩子睡眠时喉部肌肉松弛，分泌物容易阻塞喉部。

除了咳嗽外，还可能有不同程度的发热，但高热少见，大多数为轻中度发热。由于喉阻塞与缺氧，孩子常伴烦躁不安、拒绝饮食，甚至可见面色青紫、三凹征、咽部黏膜充血肿胀，病情尤以夜晚为重。

夜间病情突然加重，要立即送医

喉炎有一个重要特点，白天的喉炎病症相对比较稳定，但是很可能到了半夜，病情会突然加重，表现为咳嗽加剧、呼吸变得急促，小点的婴儿会出现吃奶困难。孩子患了喉炎，父母夜间一定要提高警惕，在夜间孩子休息时把枕头稍微垫高一点，保障孩子呼吸通畅，并随时检查孩子的呼吸状况、体温状况。当体温超过39℃，或者呼吸困难、脸色发青时都要及时就医，千万不要等到天亮再送孩子去医院。

小儿急性喉炎的治疗

孩子出现犬吠样咳嗽和吸气性喉鸣音时，要及早送医诊治，并在诊治期间做好护理；尤其要在夜间注意观察孩子的呼吸情况，一旦出现呼吸急促症状要立即求助医生。

必要时需在医生的指导下使用抗生素进行治疗。一般情况下选择的是阿莫西林颗粒或头孢氨苄颗粒，这些药对于孩子的咽喉消炎是有帮助的，还能抑制炎症的再生。中成药如小儿咽扁颗粒，能有效地治疗小儿急性喉炎引起的咽喉肿痛、喉咙发炎，一般情况下三天左右见效。具体用药，需谨遵医嘱。

在治疗期间，家长一定要注意孩子的饮食，一定要清淡，并多给孩子喝水，保持喉咙湿润，不容易引起咽干的现象。

急性期过了之后，孩子可能还会有"空、空"的咳嗽声，听起来嗓子里好像还有一些痰，如果让孩子伸出舌头，可以看到舌面呈红色、少舌苔，说明体内仍有余热未清。护理中应继续注重滋阴润燥、清热利咽。

> **贴心提示**
>
> 孩子如果咳嗽难受，家长千万不能随便给孩子服用镇咳药。有些镇咳药（如含吗啡成分的镇咳药）可引起排痰困难，从而加重呼吸道阻塞，进一步造成窒息的可能，还会耽误抢救的机会。如果要给孩子用药，需在医生的指导下进行。

利用加湿器和蒸汽浴，稀释痰液、缓解咳嗽

孩子患病期间，一定要注意通风，保持室内空气新鲜，室温应在18~20℃，湿度应保持在60%~70%。

孩子患病期间室内最好连续几天都开放加湿器，借助加湿器增加空气湿度，舒适的空气湿度可以缓解孩子咽喉的不适，防止孩子因为呼吸道中的黏液变黏稠或堆积引起呼吸困难。

蒸汽浴是指让孩子在蒸汽中沐浴蒸汽，而不是说让孩子在充满蒸汽的空间洗澡。家长可以先将洗澡间的热水阀门开到最大，让热水流淌到水桶或者水盆中，关好门窗，让孩子坐在安全区域（防止热水烫伤）的小凳子上沐浴蒸汽，注意全程必须有家长陪伴。水蒸气通过鼻腔进入孩子的呼吸系统，可以一定程度上缓解咳嗽、稀释痰液，减轻症状。

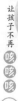

适当大哭有利于呼吸顺畅

适当地让孩子放声大哭。如果孩子生病难受时，家长不妨让孩子大哭一场，患有该病的孩子啼哭反而有利于他顺畅地呼吸，如果孩子啼哭声音响亮，啼哭时抽噎顺畅说明孩子的病状正在好转。

带孩子去室外空旷清新的环境下呼吸新鲜空气，也有利于呼吸道的恢复。

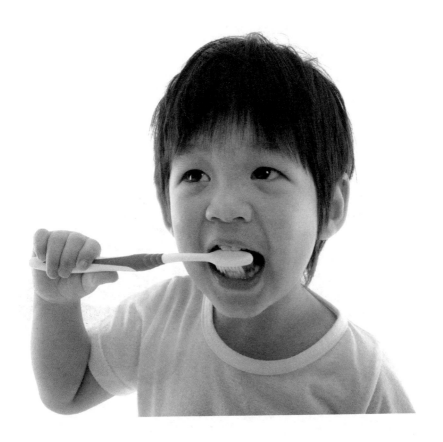

预防急性喉炎

　　幼儿急性喉炎多继发于上呼吸道感染，所以平时要注意护理，减少孩子感冒机会，可以有效地避免喉炎的发生。在感冒流行期间，要尽量少带孩子到公共场所，以防传染。家人如有喉炎或感冒患者，要注意进行隔离，尤其是水杯、餐具等要及时消毒，避免传染给孩子。

　　平时要加强户外活动，可以增强孩子的体质，提高抗病能力。生活要有规律，饮食要有节制，睡觉时，避免让孩子受风。另外要注意天气变化，及时增减衣服，尤其要注意夜间的保暖，避免受寒或受热。此外，要帮助孩子养成晨起、饭后和睡前刷牙漱口的习惯，保持口腔卫生。

饮食上，多以营养清火的粥和汤为主

孩子患了急性喉炎，咽喉部肿痛，进食困难，有的孩子因为疼痛拒绝进食，可以多给孩子提供含水量多的食物，如营养清火的粥和汤类，既可滋润咽喉，缓解喉咙的肿痛感，又可以帮助孩子补充营养。辛辣刺激和甜腻的食物不要给孩子吃，以防刺激到咽喉，加重病情。

鲜藕绿豆粥

材料： 鲜藕、粳米各 100 克，绿豆 50 克，冰糖少许。

做法： 将鲜藕洗净切片、粳米洗净，加水 1000 毫升置于砂锅中，经大火煮沸，然后小火慢熬成粥，加少许冰糖调匀，分 1~2 次空腹服。

功效： 适用于急性喉炎、口腔炎、流鼻血的孩子食用。

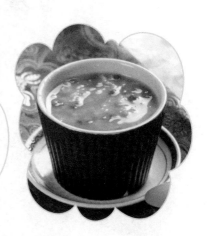

紫菜蛋清豆豉汤

材料： 紫菜 15 克，豆豉 10 克，鸡蛋 2 只，精盐、麻油少许。

做法： 将紫菜、豆豉加水 300 毫升烧开，鸡蛋取出蛋清，倒入沸水中打散，煮熟。起锅时淋上少许精盐和麻油，分 1~2 次食用。

功效： 适用于急性喉炎，喉咙肿痛、声音嘶哑的孩子食用。

支气管炎

刺激性干咳、呼吸急促和喘憋

快满 1 岁的乐乐生病了。乐乐妈说，乐乐生病都快一个月了，始终不见好转，先是感冒发烧，去医院治疗一段时间，烧退了，可还是咳嗽不止。最开始只是早晚咳一下，吃了点药后，有些好转，这两天咳嗽反而加剧了。尤其是晚上睡觉时，反复咳嗽，孩子无法正常入睡一直哭闹。咳嗽时有痰鸣音，烦躁加剧时，咳嗽会加剧，喘鸣音也会变得响亮。有好几次咳得厉害时，还出现吐奶现象。没办法，乐乐妈又带着孩子去医院检查，经医生确诊，孩子患的是支气管炎。

小儿支气管炎的症状

小儿支气管炎通常是由普通感冒、流行性感冒等病毒性感染引起的并发症，也可能由细菌感染所致，是小儿常见的一种急性上呼吸道感染。一年四季都可能发生，但是冬季较为常见，尤其是 1 岁以下的孩子，患病率非常高。

在发病开始时，先有上呼吸道感染的症状，如鼻塞、流涕，以后逐渐出现断断续续的干咳。病初呼吸道分泌物增多，咳嗽有痰，初为黏痰，很快变成脓痰，经过 5~10 天后，痰液变稀，咳嗽逐渐消失。发病时可无热或发热 38.5℃ 左右，热度经 2~4 天退去。

无论哪种支气管炎，在痊愈之前，因为咳喘、呼吸不畅、胸闷等，孩子情绪都会焦躁不安，精神状态也不好。小点的婴儿会哭闹烦躁。在饮食上，孩子不爱吃东西，食欲下降。在睡眠上，嗜睡，但是睡不安稳，夜间哭闹次数会增加。

贴心提示

小儿支气管炎时多为中低热，如果体温在 38.5℃ 以下，一般无须给予退烧药，主要针对病因治疗，从根本上解决问题。如果体温高，较大儿童可给予物理降温，即用冷毛巾头部湿敷或用温水擦澡，但幼儿不宜采用此方法，必要时应用药物降温。

对症治疗，别乱用止咳药

孩子得了支气管炎，咳嗽是主要症状，尤其是夜间，孩子咳嗽睡不好，大人也操心劳力休息不佳。所以，不少人会选择给孩子服用止咳药。

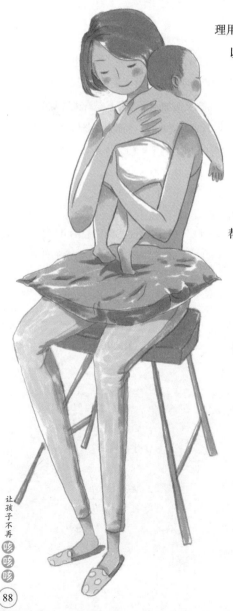

面对孩子的疾病，对症治疗，科学、合理用药才是关键。如果孩子咳嗽有痰时，可以使用止咳化痰类药物。如果孩子咳嗽频繁妨碍休息时，需在医生的指导下用镇咳药。对于年幼体弱的孩子，不管症状轻重缓急，都需要在医生的指导下合理用药。父母切不可病急乱吃药。

孩子咳嗽、咳痰时，表明支气管内痰液增多，为促进痰液顺利排出，可给孩子拍背，睡眠时还应帮助孩子翻身，每1~2小时一次，使孩子保持半卧位，有利于痰液排出。不过，3岁以内的孩子大多还不会咳痰，可以试试做雾化。每日2~3次，每次5~20分钟，利用超声雾化吸入使痰液稀释。还可以给孩子拍背排痰，婴幼儿痰多时应经常变换体位，或抱起、拍背等以便使痰液排出。必要时可以采取人工吸痰，帮助孩子缓解症状。

出现这些症状，赶紧送医院

小儿支气管炎的临床症状像肺炎，但以喘憋为主，病情以喘憋发生后的2~3日较严重。重症患儿明显表现出脸色苍白、口周发青，或出现紫绀，患儿常烦躁不安、呻吟不止。病情严重的孩子可能出现呼吸衰竭症状，但极少发生死亡。因此，小儿发病后应及时送医院治疗。

小儿支气管炎一般起病较急，且前期症状与感冒有些相似，如咳嗽、打喷嚏等，体温不超过39℃。1~2天后孩子咳嗽加重，出现发作性呼吸困难，吸气时如果出现锁骨上窝、胸骨上窝及上腹部凹陷时，父母一定要及时将孩子送到医院治疗，以免病情加重。肺部体征早期以喘鸣音为主，继之出现啰音。症状严重时可伴充血性心力衰竭、呼吸衰竭、缺氧性脑病以及水和电解质紊乱。

贴心提示

预防支气管炎，首先要让孩子多参加户外活动，提高抗病能力，要积极防治感冒，减少和杜绝引起支气管炎的有害因素，改善环境卫生，防止空气污染，避免有害气体的刺激。

贴心提示

平时一定要做好孩子的保暖工作。特别是在寒冷的冬季，要防止寒冷的空气刺激孩子的支气管，降低支气管黏膜局部的抵抗力，加重支气管炎病情。天气晴朗温暖的情况下，可以多带小孩子到室外进行运动，加强锻炼身体，增强孩子的免疫力。

当心这些并发症

小儿支气管炎大多都是急性的，但如果治疗不及时、不彻底，很容易引发其他并发症。最常见的是慢性支气管炎，慢性支气管炎一般较急性支气管炎难医治，病程更长。小孩子会反复发病，长期间断咳嗽、咯痰、喘息，出现劳力性气短、胸闷、心慌，久治不愈。还可能引起支气管肺炎，出现高热、缺氧、呼吸困难、急性呼吸衰竭，甚至出现肺气肿、心包炎、败血症等并发症，严重时可危及生命。所以，孩子出现急性支气管炎时，家长切不可小觑。

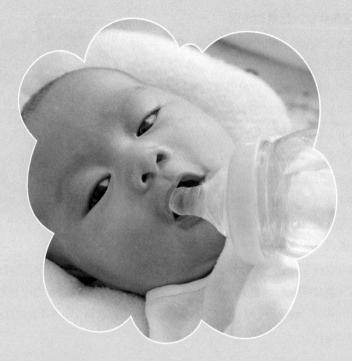

多喝水，清淡饮食

　　孩子患支气管炎时有不同程度的发热，水分蒸发较大，应注意给孩子多喂水，一方面补充水分，有利于退热；另一方面水可以稀释呼吸道分泌物。年龄较小的孩子可以喂点白糖水或糖盐水，糖盐水的配置比例为温开水 500 毫升加蔗糖 10 克（约 2 小匙）、细盐 1.75 克（约 ⅓ 啤酒瓶盖），搅拌均匀。如果实在不具备以上容器条件，则可以稍少于普通矿泉水瓶的水量为准，手抓一把糖，中指和拇指捏一点盐放到水中搅拌。尝一下，感受其咸度不重于人的眼泪即可。随时口服，少量多次，不要一次喝得太多、太快，以免引起呕吐。当然，还可以用米汤、蛋汤代替。

　　在饮食上，少吃一些肥甘厚腻的食物，以营养、清淡、易消化的半流质或流质食物为主，如稀饭、煮透的面条、鸡蛋羹、新鲜蔬菜、水果汁等。白萝卜具有消积滞、化痰清热、下气宽中的功效，可以适当吃一些，或者煮水喝。黄豆及豆制品含人体需要的优质蛋白，可补充慢性气管炎对机体造成的营养损耗。

自制营养汤水，止咳化痰

　　长时间的咳嗽，让孩子咽喉肿痛，食欲下降。不妨给孩子补充一些营养健康的汤饮，不仅可以帮助孩子缓解咽喉的肿痛感，还可以提升孩子身体抵抗力，对孩子尽快恢复大有帮助。

花生冰糖汤

材料： 花生仁 100~150 克，冰糖 50 克。

做法： 将花生仁洗净，与冰糖一起入锅，加清水 2 碗同煮，至花生仁熟烂即可，吃花生饮汤。1 剂 / 日，分 2~3 次服完，连服 5~7 日。

功效： 对干咳痰少、秋冬燥咳的孩子效果好。

金菊红糖水

材料： 金菊花 15 克，红糖 50~100 克。

做法： 将金菊洗净，放入瓦锅中，加清水 2 碗，煎至 1 碗时去渣，加入红糖调匀，温服或代茶饮。1~2 次 / 日，连服 3~5 日。

功效： 可以帮助孩子清热、化痰止咳。

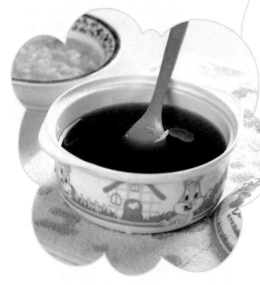

西医看咳嗽：找到病灶，精准用药

肺炎

胸部有咕噜声

4岁的丁丁最近感冒后显得没有精神，偶尔还咳嗽，在早晚时咳嗽尤其明显。后来，丁丁的咳嗽加剧，并有些发烧，没有流涕，嗓子也不痛，妈妈认为丁丁的感冒没完全好，又给丁丁吃了一些止咳药。就这样，丁丁咳嗽了近两个星期，妈妈才带他到医院检查。医生确诊丁丁患了肺炎。

小儿肺炎的症状

本病多由上呼吸道感染（如感冒、扁桃体炎、气管炎或支气管炎等疾病）向下蔓延至肺部引起。婴幼儿免疫力低，急性上呼吸道感染及支气管炎很容易向下蔓延，导致肺炎。

肺炎初期时的症状与感冒相似，表现为刺激性干咳，早晚发作明显，后可转为顽固性剧咳，一般会持续1~4周左右。咳嗽的同时，可伴有发热，体温常达39℃左右，通常2~3天发热不退，用退烧药后，会暂时退烧，之后又会继续发热。在孩子吸气后，若家长听孩子的前胸部，可听到"咕噜""咕噜"的细小水泡音，这是肺部发炎的重要体征。

孩子咳嗽严重时，常出现呼吸困难症状，如果呼吸时憋气、鼻翼一张一合，或者口唇发紫，说明病情严重，应立即就医。

在咳嗽与发热的同时，孩子的精神状态也不好，如哭闹不安、烦躁，严重的还会出现昏睡、抽风等症状。在饮食上，孩子不爱吃东西，婴儿不吃奶。在睡眠上，睡得比较多，但容易惊醒，夜间呼吸困难加重。

贴心提示

若孩子初期为干咳，并长时间发热不退，后转为持续性剧咳，前胸部可听到"咕噜""咕噜"的细小水泡音，应考虑是否为肺炎，需及时到医院检查。

慎用抗生素，用药严格遵医嘱

在很多家长的心目中，肺炎是非常严重的疾病，是由细菌感染引起的，一旦孩子患有肺炎，就必须使用抗生素才能起效。

其实，并不是所有的小儿肺炎都是由细菌感染引起的，也可能是感染病毒或者支原体，或者先有病毒感染，削弱孩子的免疫系统，然后细菌乘虚而入，出现病毒性肺炎合并细菌感染。还有一部分孩子是因为咳嗽和感冒没有得到及时治疗，最终发展为肺炎。所以在用药与治疗方法上，不要只凭感觉，应遵医嘱。

用药需严格遵医嘱

如果医生诊断是细菌或支原体感染引起的肺炎，抗生素需按照医生建议的剂量使用，不要因为担心抗生素会影响孩子的身体而擅自停药。因为，在用抗生素治疗后，孩子的症状可能会开始有所好转，但一些细菌和支原体依然残留在体内，除非完成整个疗程，不然疾病很可能还会"卷土重来"，造成人为延长疾病痊愈时间。

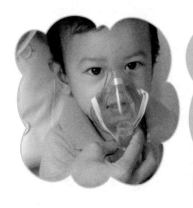

可用雾化治疗

不少家长认为孩子患肺炎后，只有输液、打针、吃药，才能起效，雾化吸入是辅助手段，做不做都行。其实，雾化吸入属于药物治疗，是借助雾化器把药物送到孩子的呼吸道内，从而起到局部治疗的作用。因此，当医生诊断孩子需要雾化治疗时，家长要配合医生。

住院期间与出院后的护理

孩子住院治疗时

要尽量避免亲朋的探视，人来人往可使病房里的空气变浑浊，细菌、病毒增多，对孩子痊愈不利。

家长要密切观察孩子的体温变化、精神状态、呼吸情况、脸色等，一旦发现不良反应，必须马上通知医生，进行紧急处理。

孩子出院后

待孩子病情缓解，医生准许出院后，应给孩子营造一个空气清新、安静、干净的室内环境。每天至少开窗通风2~3次。打扫房间的时候，要用湿抹布或拖布擦拭，防止尘土飞扬，以保护孩子的呼吸道。室内不能吸烟，也不可使烹调时的油烟、煤烟进入居室，否则会刺激孩子的呼吸道，引起孩子咳嗽加重。

室内温度夏季宜保持22~26℃，冬季宜保持在18~20℃，湿度维持在55%~65%，可防止呼吸道分泌物变干，不易咳出。

当孩子体温偏低，则需要保暖；如果孩子发热，则需要降温，一般体温不超过38.5℃时采用物理降温，体温超过38.5℃时则要遵医嘱给孩子服药。

要及时清除孩子鼻腔的分泌物，以使孩子呼吸顺畅。对不会咳痰的孩子，家长要及时为他拍痰。

康复期间的饮食

补充足够的水分，并为孩子准备清淡、容易消化的食物，最好以流质、半流质食物为主。吃奶的孩子应以乳类为主，可适当喝点水。哺乳期的母亲应少吃油腻食物，以免加重孩子病情。若发生呛奶要及时清除鼻孔内的乳汁。已经开始添加辅食的孩子，可吃营养丰富、容易消化、清淡的食物，多吃水果、蔬菜，多饮水。

少食过甜、过咸和辛辣油腻食物。肺炎患儿消化功能多低下，若食用油腻食物，更影响消化功能。若孩子食欲减退，要少量多餐。对哺乳的孩子应增加喂奶次数；在喂水、进食时，要抬高孩子的上身，以免呛入气道。

不宜吃松花蛋黄、蟹黄、凤尾鱼、鲫鱼子以及动物内脏等食物。

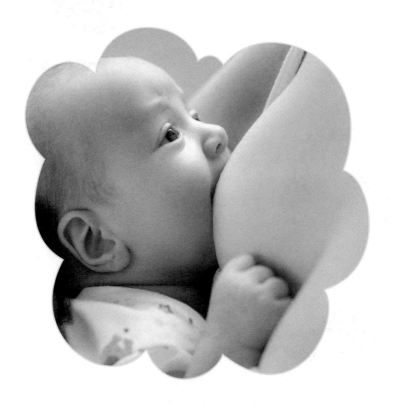

两道有助于孩子康复的粥

苏子粥

材料： 粳米 100 克，苏子 20 克。

做法： 将苏子捣烂如泥，加适量水煎取浓汁，去渣留汁。粳米洗净，放入锅内，兑入苏子药汁，同煮成粥。早晚各一次，温热服食。

功效： 适用于咳嗽并有气喘的孩子。

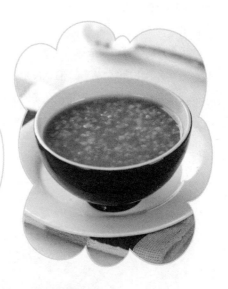

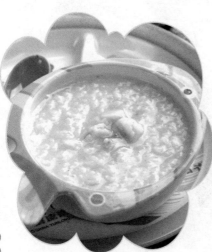

山药粥

材料： 粳米 150 克，山药 100 克。

做法： 将山药洗净去皮，切成小块。洗净的粳米同山药块煮粥，早晚各一次，温热服食。

功效： 适用于气虚、咳痰多的孩子。

有效预防小儿肺炎的方法

　　小儿肺炎是较常见的病症，四季均易发生，冬春季多发。治疗不彻底时，容易反复发作，影响孩子发育。家长可通过以下方法帮助孩子预防肺炎的发生。

　　家长要尽量避免带孩子到人多、空气污浊的环境中去。

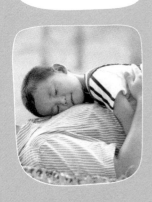

　　平时要注意孩子的体格锻炼，多到户外活动，多晒太阳，使孩子的体质增强，免疫力提高，可有效降低儿童肺炎的患病率。户外活动时，注意适当给孩子增加衣物。

　　家中患有呼吸道感染性疾病的成人要尽量避免亲密接触年幼的孩子，如果要接触孩子或拿孩子的东西，最好先洗手、戴口罩，避免交叉感染。同时要教会孩子咳嗽时用纸巾或者手绢遮住口鼻，养成洗手的习惯。

　　孩子感冒、咳嗽，应及时治疗，孩子的抵抗力相对较差，感冒、咳嗽后若得不到及时的治疗，很有可能发展成肺炎。

　　按时带孩子接种疫苗。小儿肺炎没有终生免疫性。因此，家长最好及时给孩子接种计划外的肺炎疫苗。

　　若孩子患有贫血、营养不良和佝偻病时，患肺炎的概率大大增加，因此治疗基础疾病也可有效预防肺炎。

小儿哮喘

夜间咳嗽是危险信号

　　哮喘为多因素遗传性疾病，约 20％的患儿有家族史，如咳喘、气管炎或哮喘病史。遗传过敏体质与本病的形成有很大关系，多数患病孩子以往有婴儿湿疹、荨麻疹、过敏性鼻炎、鼻窦炎等病史。哮喘是一种慢性疾病，需要与医生很好地配合并长期地治疗。

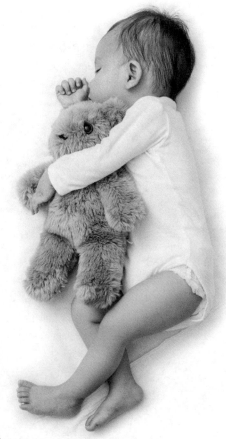

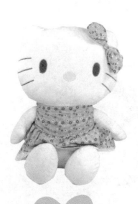

贴心提示

　　如果孩子在夜间突然咳嗽，呼吸变得急促，说话困难，皮肤、嘴唇或者牙床变成蓝色或漆黑，经过简单的急救仍没有好转迹象的话，父母应立即带孩子去医院。这是典型发作期的症状，需要在医生的专业指导下进行治疗。

了解哮喘发作的3个阶段，采取对应措施

小儿哮喘会给孩子的生活造成严重的影响，如果我们了解小儿哮喘各个时期的症状，在孩子发病时给予及时、有效的治疗，就能更好地减轻孩子的痛苦，控制病情的发展。

分期	症状表现	对应措施
发作先兆	有哮喘的孩子受到变应原、冷空气或其他诱因的刺激时，往往首先表现为上呼吸道过敏的症状，如眼痒、鼻痒、打喷嚏、流清涕等，可见揉鼻搓眼等表现，进一步表现为上颚痒、咽痒、干咳和呛咳。这些小儿哮喘的症状通常在哮喘发作前可持续数小时或数天。	尽量不带孩子去人多密集的公共场所，保持室内通风，外出时不妨给孩子戴一个口罩。饮食上多给孩子吃一些清火润喉的食物，比如冬瓜汤、青菜稀饭、绿豆汤之类。
缓解期	哮喘并不是一直发作，而是有一个缓解期，这个阶段，大多数孩子看起来没什么大问题，或者仅仅表现为过敏性鼻炎的症状。少数孩子可能会有胸部不适，肺内哮鸣音或有或无。长期反复发作者可有肺气肿等表现。	让孩子多休息，尽量不要做那些需要耗费较大体力的游戏或运动，以免因为过度劳累诱发哮喘提前发作。保证孩子足够的睡眠，帮助孩子保持体力。如果孩子胃口不太好，建议采取少食多餐的原则，尽量让孩子吃一些食物，保证足够的营养。
典型发作期	发作期，孩子的症状会非常明显。孩子会出现高调喘鸣声，呼吸频度加快、呼吸困难，需要张口呼吸、鼻翼扇动。同时，还会伴随着咳嗽。发作消退时咳出白色黏液样痰，严重发作时可表现为烦躁不安、紫绀、面色苍白、出冷汗。进一步加重可出现心力衰竭的表现，如颈静脉怒张、浮肿、肺气肿、小水泡音、肝脏肿大。	随时关注孩子的症状，对哮喘孩子要多进行安慰和鼓励，消除其紧张和焦虑，可以通过暗示、说服、解释等帮助孩子转移注意力，并且还要注意孩子在哮喘发作时多休息。如果孩子出现连续打喷嚏、不断咳嗽、呼吸加快、烦躁不安、精神不振等症状时，需要在医生的指导下服用平喘药，症状加重时要赶紧去医院治疗。

哮喘治疗要及时

孩子患了哮喘，需要在医生的指导下运用综合疗法进行治疗，包括通过口腔或吸入给药的喷雾疗法（喷雾疗法指的是使用一种能够将药物液化并吸入气道的仪器进行治疗的方法），并且要注意避免与可能引发哮喘的刺激物接触。

如果孩子哮喘发作，父母要根据病情的严重程度来采取不同的办法。对于哮喘急性发作的孩子，父母首先要抱住或轻轻摇动孩子，使他保持冷静，因为紧张会引起气道的痉挛。同时让孩子在你的控制范围内活动。在咨询医生前，不要给孩子使用任何止咳剂。孩子的哮喘治疗一定要及时，早发现、早治疗，谨遵医嘱，才能帮助孩子尽快恢复健康。

改善生活环境，避免哮喘发作

有哮喘病史的孩子对周围生活环境的要求比较高，因为任何一点细节的不注意，都可以诱发孩子哮喘发作。父母给孩子布置一个适于哮喘孩子的生活环境是非常有必要的。

可以把向阳的居室留给孩子，房间布置尽量简洁宽敞些，选择环保装修材料，保持室内清洁、通风、干燥，室内不养花草，不铺放地毯，也不要放置毛绒玩具。

尽量给孩子选择纯棉的床上用品和衣服，勤晒被，每天给孩子洗澡、换衣，保持孩子的个人卫生。

家中不养猫、狗、兔、鸽子等小动物，尽量不让孩子近距离接触这些小动物，也减少去养有宠物的朋友家做客。

家中严禁吸烟，吸烟需要到室外去。

让孩子不再

咳咳咳

情绪紧张、运动过量均可引发哮喘

　　情绪紧张等精神因素可导致儿童哮喘发生，如孩子大哭大笑、激怒、恐惧害怕、精神高度紧张时都会诱发哮喘发作。虽然精神因素引发的哮喘并不明显，父母还是要尽量减少孩子受情绪的过度影响。孩子遇事时可以多安慰和鼓励他，消除其紧张和焦虑，还可以通过暗示、说服、解释等让孩子转移注意力。

　　孩子剧烈运动时，也可引起哮喘发作。运动之所以能诱发哮喘发作，是由于气体短时间内从肺泡经气道呼出并损失了大量水分，在物理刺激下，许多细胞产生并释放出能使平滑肌收缩的介质，同时可能有神经传导参与作用，结果导致反射性的支气管痉挛而发生哮喘。对于有哮喘病史的孩子，父母一定要帮孩子把握好运动的量，不让孩子参加过于刺激和剧烈的游戏和运动。

哮喘发作期间的饮食宜忌

　　哮喘患儿应多吃一些清淡而富有营养的食物，如蔬菜、水果、瘦肉、蛋类等。在发作期间，应吃高热量（如面条、米汤、稀饭、藕粉等）、富含维生素（如苹果、梨、橘子等）的食物。当患儿出现哮喘加剧而呼吸困难时，饮食宜以流质或半流质为宜，少量多次喂服。

　　少吃甜食，忌食生冷、油腻食物，防止滋生痰液，可适量吃萝卜等。哮喘的孩子体质过敏，忌食海鲜以及毛笋、竹笋等发物。

　　热喘者忌食辛辣食品，以防助火生痰；寒喘者忌食冷饮与寒凉食品，如菊花、银耳等，以免寒凝痰结。

哮喘发作期间，补充水分很重要

在孩子哮喘发作期间，水分供给非常重要。在饮食上，建议多给孩子补充一些含水量多的食物，比如一些止咳汤饮等，都是不错的选择。

山药甘蔗汁粥

材料： 新鲜甘蔗 500 克，山药、粳米各 50 克。

做法： 1. 甘蔗去皮切段，放入榨汁机榨成汁，粳米淘净，鲜山药切丁。
2. 将甘蔗汁、山药、粳米放至锅内，加适量水一同煮粥，熬至山药软烂成糊即可。

功效： 山药具有健脾补肺的功效，甘蔗则能清热除烦、生津止渴、和中润燥。孩子每天食用此粥对哮喘有一定的缓解作用。

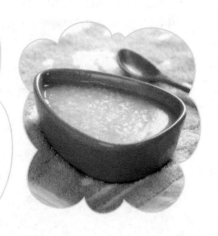

鲜梨川贝母

材料： 鲜梨 1 个（约 100 克），川贝母（末）6 克，冰糖 10 克。

做法： 将梨从上部剖开、去核，把川贝母末和冰糖填进梨的中间，再把梨合起来，放进碗里隔水蒸至梨烂熟即可。

功效： 梨是化痰润肺的水果；川贝母味苦甘寒，是清热润肺、止咳化痰的良药。孩子常食本品，可缓解哮喘症状。

过敏性咳嗽
反复发作,剧烈咳嗽,呈阵发性

3 岁的睿睿上幼儿园没几天,就开始咳嗽。刚开始,只是有点轻微的流鼻涕打喷嚏。妈妈以为是小感冒,没怎么重视。后来就是单纯的咳嗽,断断续续地咳了一个半月不见好转。不过,孩子精神状态很好,吃喝都正常。白天基本不怎么咳,晚上尤其是半夜不时要咳嗽几声。最近还喜欢掏鼻子、揉眼睛,睡觉时上半夜经常满头大汗。经过医生的诊断,睿睿原来是过敏性咳嗽。

过敏性咳嗽的症状

过敏性咳嗽常常表现为迁延不愈的咳嗽,甚至还会喘,且反复发作,因此常被误认为是孩子体质差而引起的反复感冒。其实,过敏性咳嗽的症状有自身的特征,只要注意辨别,就不会与感冒弄混。

小儿过敏性咳嗽常发生在季节交替或天气忽冷忽热时,春暖花开花粉较多的时节也是过敏性咳嗽的高发期。孩子患了过敏性咳嗽,咳嗽是最明显的症状。孩子咳嗽会比较剧烈,咳嗽时间较长,一般会超过 3 个月。咳嗽呈阵发性,反复发作。孩子一旦咳嗽起来,呼吸变得急促。孩子虽然咳嗽,但是不发烧,咳出来的痰是稀薄的白色泡沫样。除了咳嗽外,在发病前期,细心的家长会发现,此时的孩子爱揉眼睛、揉鼻子或者爱挠头皮,感觉身体有异物,睡觉的时候特别爱出汗,不老实,不喜欢平躺着睡,而是喜欢蜷缩着睡。

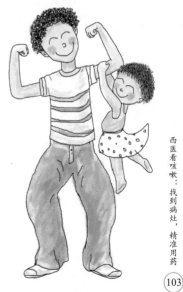

过敏性咳嗽的孩子,除了发病时咳嗽表情比较痛苦外,大多数情况下精神状态都比较好,能吃能喝能睡,所以不太容易引起家长的注意。

西医看咳嗽：找到病灶,精准用药

103

治疗以抗过敏药物为主

对于小儿过敏性咳嗽，用抗生素和止咳药物治疗没有明显的效果，可以在医生的指导下，服用一些平喘药物和抗过敏药帮助孩子止咳，常见的抗过敏药物有酮替芬和沙丁胺醇等。经药物治疗后，咳嗽症状一般在2~5天内消失，也有的孩子在服药后两周到一个月或更长的时间，咳嗽症状才能完全消失。

孩子长时间咳嗽损伤了呼吸道的黏膜，损伤的黏膜组织的修复需要一个过程，孩子在服用解除支气管痉挛药物和抗过敏药物后较长时间，药物才能发挥作用。对于情况比较严重的孩子，还可以同时使用吸入激素，扩张支气管，服用抗炎、脱敏药物等进行联合治疗。具体如何使用，需要谨遵医嘱。

避免接触过敏原是预防关键

小儿过敏性咳嗽病因较为复杂，受遗传及环境因素的双重影响，其中过敏体质与本病的关系密切，本病又受环境因素的影响，如接触或吸入尘螨、蟑螂、皮毛、花粉或冷空气、海鲜等物质。

在生活中，尽量让孩子避免接触这些过敏原，可以大大降低孩子过敏咳嗽的可能。如果不是很清楚过敏原的家长，可以先带孩子去医院做一个过敏原检测，然后有针对性地帮助孩子排除这些过敏物质。当然，如果是对粉尘、花粉等过敏的孩子，建议出门时戴上口罩，尽量不去人多和花草比较多的公共场所。

让孩子不再
咳咳咳

减少诱发咳嗽的常见过敏原

在季节交替、气温骤变时，爸妈应尽量为孩子做好防寒保暖工作，避免着凉、感冒。

避免食用会引起过敏症状的食物，如海产品、冷饮等。

不要穿着羽绒制品以及蚕丝制作的衣物。

不要让孩子抱着绒毛玩具入睡。

在浴室和地下室，应使用除湿机和空气过滤器，并定期更换滤网。

定期用热水烫洗被单、枕套、毛毯等，或在太阳下晒。并保持室内干燥，通风良好。

定期杀虫。像蟑螂之类的害虫也是重要的过敏原，彻底清洁有虫房间、厨房，患者不在室内时应喷撒杀虫剂。

减少花粉、烟雾吸入。在春暖花开的季节里，尤其是日间、午后最好不要外出，如外出应戴口罩。在居室不但本人不吸烟，也要奉劝家庭成员、客人不吸烟。

家里不要养宠物和养花，不要铺地毯，避免接触花粉、尘螨、油烟、油漆等。也尽量不要去养有宠物的亲友家中做客。

过敏原检测能检测出所有的过敏原吗

有过敏病史的孩子，一般都会在医生的建议下做一个过敏原检测。但是，有的孩子做完之后，在生活中父母尽可能地使孩子避免接触这些被检测出的过敏原，孩子还是会出现过敏现象。这到底是为什么呢？

其实，任何东西都可能是引起孩子过敏的过敏原，但是目前的技术手段，并不能把所有的过敏原都检测出来。目前只能针对常见的可吸入或是食用性的过敏原进行检测，其他不常见的过敏原是很难检测出来的。另外，无论成人还是孩子的机体都处于动态发展变化中，会随着时间的变化而发展变化。过敏原检测只能反映检测当时机体过敏的一种状态。对于有湿疹病史以及父母有过敏病史的孩子来说，建议每隔 2 年，定期去医院复查一下过敏原。

过敏原检测只是帮助孩子检测是不是过敏体质或者具体对哪种物质过敏的一种方法，并不能涵盖所有的过敏原，也不是一种一劳永逸的方法。在日常生活中，还需要父母做一个有心人，观察孩子在一个新的环境中是否会出现流鼻涕、打喷嚏、咳嗽等症状，因为它们很可能就是过敏原引起的，我们在以后的生活中一定要尽量规避。

过敏性咳嗽慎用止咳药

从生理上来说，咳嗽其实是一种保护性反射，起着清洁呼吸道使其顺畅的作用，如果孩子咳嗽不严重，只需要把痰液排出，咳嗽就会自行缓解。孩子咳嗽的时候，盲目地使用止咳药，对孩子来说并没有什么好处。若过多地服用止咳药，反而容易造成痰液大量潴留在呼吸道内，引起气管阻塞，出现胸闷难受、呼吸困难、脉搏加快等现象，甚至继发细菌感染。孩子出现过敏性咳嗽，用不用药，如何用药，还是需听医生的专业建议，父母最好不要随便给孩子用药。

多吃清火、润肺的食物

在饮食上，父母应加强孩子的饮食调护，注意食补养肺。可以适当给孩子进食一些养阴生津的食物，如百合、蜂蜜、梨、莲子、银耳、葡萄及各种新鲜蔬菜等滋润食物。

雪梨荸荠汁

材料： 雪梨1个，荸荠6个，蜂蜜20克。

做法： 将雪梨、荸荠洗净，去皮，一起榨汁，调入蜂蜜，置锅中隔水蒸熟。

功效： 本品养阴、润肺、止咳，适用于小儿咳嗽。每日1剂，随意饮用，疗程不限。

荸荠百合羹

材料： 荸荠30克，百合1克，雪梨1个，冰糖适量。

做法： 将荸荠洗干净去皮并捣烂；雪梨去皮并切成小丁，去核；百合洗干净。将这三种原料入锅加水煮熟，再加适量冰糖煮烂成稠糊状。出锅即可食。

功效： 具有生津清火、润肺止咳的功效，适合久咳不愈、风热咳嗽的孩子食用。

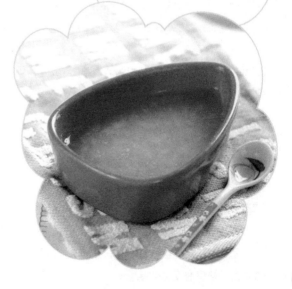

百日咳

发出类似公鸡鸣叫的尖锐声

　　百日咳曾因为高死亡率而令大家谈之色变。这种病极易传染，可大范围发作。尤其是婴幼儿，非常容易染病，一旦发病往往较成人更为严重，并容易造成肺炎等并发性疾病，死亡率非常高。该病在世界各地都可能发生，亦不限季节，以冬春两季发病率较高，但有时可能在夏季出现大爆发。

　　百日咳杆菌只能由该病患者携带，患者的上呼吸道黏膜是该病菌的唯一生存场所。该病菌不能长期存在于体外环境，离开人体后会迅速死亡。目前，我国已经通过采取防疫措施，广泛地接种疫苗等，使得该病的发生率和死亡率都大为下降。

小儿百日咳的症状

　　得了百日咳的孩子，最初的1~3天内，主要症状为咳嗽、流鼻涕和流眼泪，同时体温会轻微上升，和感冒有点类似。3天后，其他症状会有所缓解，只有咳嗽会越发严重，甚至出现痉挛性咳嗽。随着病势的加重，咳嗽会变得越来越厉害。每次咳嗽结束时，孩子都会长时间吸气，并发出尖锐的类似公鸡鸣叫的声音。

　　这样的情况，一天会发生几次到30多次，夜间症状重于白天，孩子越小症状越严重。除非淤积的痰被全部咳出，不然孩子就会不停地咳嗽。伴随着咳嗽的加剧，还可能出现呕吐、便溺失控、面部潮红等现象，严重者面部浮肿，五官黏膜出血，口吐鲜血，甚至脑出血。在不发生继发感染的情况下，孩子体温恒定，肺部也正常，肺内或有啰音。

　　半岁以下的婴儿一般不会出现痉咳，而是出现呼吸不畅，发绀，非常容易死于缺氧。家长尤其要注意。如果孩子发生窒息，应及时做人工呼吸、吸痰和给氧。痰稠者可给予祛痰剂或雾化吸入。

对症治疗，结合抗生素治疗

百日咳是一种对孩子危害性比较大的呼吸系统疾病，一旦孩子被确诊为百日咳，家长一定要尽力配合医生的治疗。在医生的指导下严格执行隔离措施，是重要的预防环节。隔离期一般自孩子起病开始，为期7周；或痉咳开始，为期4周。具体隔离时间还是要根据孩子的病情由医生来确定。

在护理期间，当孩子出现痉咳时可将孩子的头部略朝下倾，通过轻轻拍打后背帮助排痰。咳嗽较重者在可在医生的指导下服用盐酸氯丙嗪或盐酸异丙嗪，有利睡眠，减少阵咳。必要时，要配合医生使用抗生素治疗。应用抗生素可缩短孩子咳嗽时间或阻断痉咳的发生。抗生素使用一定要够，不能有点好转就停用。

贴心提示

对于症状不是很严重的孩子，可以试试中医药治疗。比如胆汁类制剂对百日咳杆菌有显著的抑制作用，还有一定的镇静作用。具体用药，还需听取中医师的指导。

及时接种疫苗，远离百日咳

预防接种疫苗是预防百日咳的最好方法。在小儿出生后2~3月开始，每隔4周注射一针百白破三联疫苗，连续3次。一年后首次进行强化注射，4~6岁再进行第二次强化注射。对没有进行过预防接种的体弱孩子，如已接触过百日咳的患病孩子，可注射丙种球蛋白，以增强机体的防御机能。对已经接受过预防接种的孩子，可再注射一次百日咳疫苗，以促使其产生抗体，加强其免疫力。

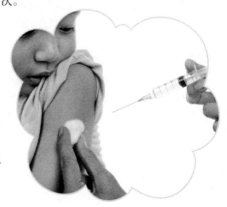

西医看咳嗽：找到病灶，精准用药

及时帮助孩子排痰，缓解咳嗽

百日咳的孩子咽喉处会有很多分泌物，这些分泌物刺激孩子不停地咳嗽。对于孩子来说，只有先帮助他排痰，才能有效缓解咳嗽的症状，减轻孩子的痛苦。下面几种常见的排痰方法，父母不妨试一试。

保持孩子房间的空气流通，室内的温度要控制在 20℃左右，相对湿度要控制在 60%。

每天早上起来时，不妨让孩子大声哭一哭。一个晚上会堆积很多的痰液在嗓子里，孩子放声大哭一场，可以促使气管里的痰液排出来。

给孩子喝一杯 20℃左右的温开水，可以帮助孩子稀释嗓子里面黏稠的痰液，有利于孩子咳出气管里的痰。

给孩子拍拍背。把手指并拢弯曲，让手掌呈空心状，然后让孩子侧躺或者是由家长抱着，用空心的手掌由上到下拍击孩子的背部，拍击的时候注意力度，感觉到有微震感就可以，这样重复拍打 3 分钟，每天保持拍打 3 次，可以帮助孩子排痰。

准备一杯烧开的热水，把杯口对准孩子的口鼻，孩子呼吸的时候可以把水蒸气吸入，吸入的水蒸气可以帮助孩子稀释痰液，起到止咳排痰的作用。要注意水温不宜过高，以免灼伤呼吸道。

给孩子榨些梨汁，梨有润肺、消痰的功效，可以帮助孩子排痰。

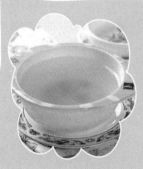

食疗辅助治疗百日咳

百日咳患儿要保证每天热量、液体量、维生素等的摄入。父母应该给孩子吃富有营养、易于消化的食物，多吃一些含维生素多的水果和蔬菜。一般在痉咳后进食为宜，食物温度要适宜，过凉过热的饮食都可导致孩子咳嗽和呕吐。

下面两款食疗方，家长不妨做点给孩子吃，可以帮助孩子止咳。

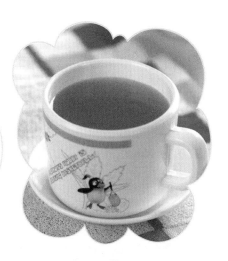

三汁饮

材料： 鸭梨、萝卜、枇杷各300克。

做法： 以上材料洗净、去皮、切小块，榨汁饮服。

功效： 本方可清热消炎、润肺止咳，主要适用于小儿百日咳。

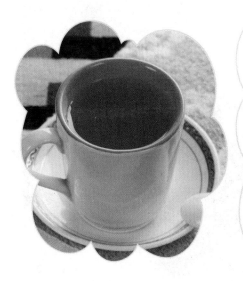

白萝卜橄榄饮

材料： 白萝卜200克，橄榄25克。

做法： 将白萝卜、橄榄洗净，放入锅中，加适量水煎汁，代茶饮。

功效： 萝卜有化痰热、止咳嗽的食疗功效，橄榄有清肺利咽、解毒的作用。此饮品适用于百日咳后期脾胃虚弱仍有干咳的孩子。

西医看咳嗽：找到病灶，精准用药

专题 如何给孩子做人工呼吸

在紧急情况下，父母如果能够及时给孩子采取措施，比如做人工呼吸，能给孩子争取更多的救援时间，保障孩子生命安全。但是如何给孩子做人工呼吸，需要注意哪些事项呢？

人工呼吸的操作方法

1 将你的一只手放在孩子的颈下，支撑他的头并保持头部向后倾，另一只手则放在他的前额。

2 深呼吸后屏住而不呼出，接着用你的上下唇将孩子的口尽可能覆盖严密，手指捏住孩子鼻部，然后逐步把气呼出。

3 当你把气呼入时，看孩子的胸部是否高起，如胸部没有高起，说明气管有堵塞，要紧急处理。如胸部有高起，你的嘴可从孩子的面部移开，手指松开，使他胸部平伏，做两次快速而缓和的呼吸，然后检查孩子的心跳，耳朵贴在孩子的胸部，仔细听 5 秒钟。

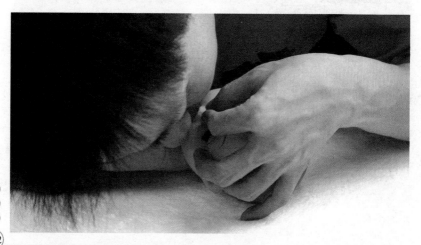

让孩子不再咳咳咳

4 如果发现孩子心跳停止就应立即做心肺复苏，即抢救者站在孩子头侧，将左右手拇指放在患者胸骨下端两侧，其余四指分别置于孩子背部肩胛处，与左右拇指相对，做有节律地挤捏，按压力量以使孩子胸骨下陷 2cm 为度，频率为每分钟 100~120 次。一般每挤压心脏 10 次，人工呼吸 2 次，交替进行。

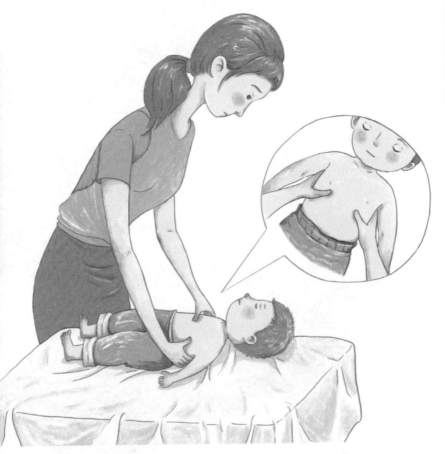

人工呼吸的注意事项

给孩子做人工呼吸前，应松开孩子的领口、裤带及胸腹部衣服，及时清除孩子口腔及上呼吸道呕吐物、分泌物及其他异物。施行人工呼吸时，吹气时间宜短，呼气期不能短于吸气期，但也不可过长，以免影响通气效果。吹气不宜过大，胸廓适当膨起为宜。对孩子呼气不可用力过猛，以免肺泡破裂。

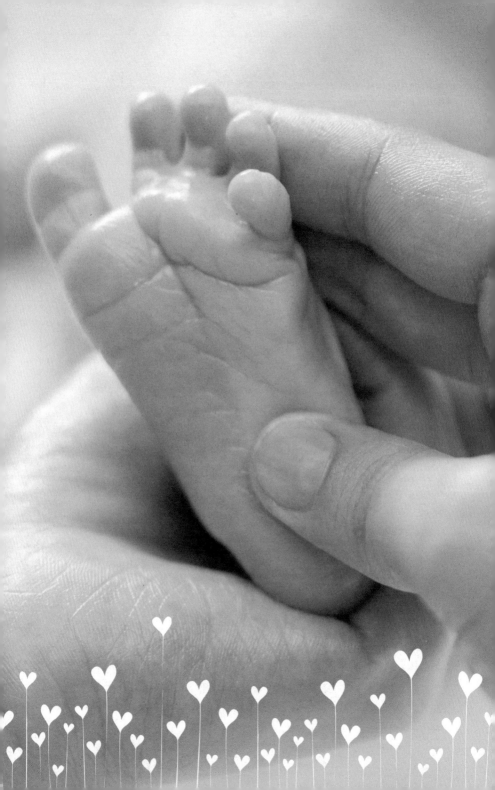

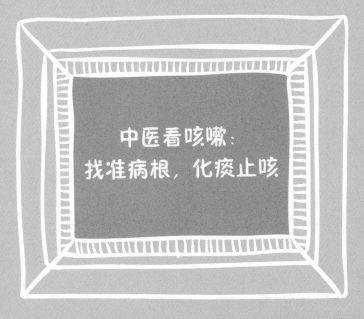

中医看咳嗽：
找准病根，化痰止咳

　　孩子属于稚阴稚阳之体，五脏六腑都很娇嫩，各项生理功能还在发育之中，因此很容易受到风、寒、暑、湿、燥、火六淫的侵入，造成肺部功能运转失调，导致孩子不能正常呼吸，从而引起咳嗽。除了肺脏以外，其他器官受到外邪侵犯，阴阳失调之后，同样会引发咳嗽，只是引发咳嗽的症状表现会有所不同而已。中医治疗咳嗽的方法博大精深，既要祛邪扶正，又要顺乎其生理特点。

五脏六腑皆可令人咳嗽

《黄帝内经》记载："五脏六腑皆令人咳，非独肺也。"意思是说虽然咳嗽的病位在肺，是肺气失宣的表现，但咳嗽不止跟肺相关，与五脏六腑都有关系。五脏六腑功能失调，都能引起咳嗽。

中医认为，人体是一个以五脏为核心构成的极为复杂的有机整体，它以五脏为主，配合六腑，以经络作为网络，联系躯体组织器官，形成五大系统。这五脏指心、肝、脾、肺、肾。六腑指胆、胃、小肠、大肠、膀胱、三焦。

五脏之间联系紧密

五脏因其各不相同的生理活动特点而被赋予了不同的五行属性。

心阳有温煦的作用,有"火"阳热的特性,故以心属"火"。

脾为生化之源,有"土"生化万物的特性,故以脾属"土"。

肺气主肃降,有"金"清肃、收敛的特性,故以肺属"金"。

肾有主水、藏精的功能,有"水"润下的特性,故以肾属"水"。

肝喜条达,有疏泄的功能,有"木"生发的特性,故以肝属"木"。

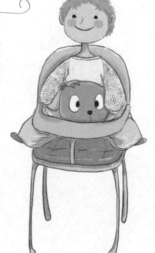

五脏之间亦如五行一样，相生相克、相辅相成，共同维持着身体机能的正常运转。"相生"是指木生火、火生土、土生金、金生水、水生木。"相克"是指木克土、土克水、水克火、火克金、金克木。

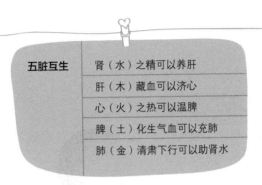

五脏互生	肾（水）之精可以养肝
	肝（木）藏血可以济心
	心（火）之热可以温脾
	脾（土）化生气血可以充肺
	肺（金）清肃下行可以助肾水

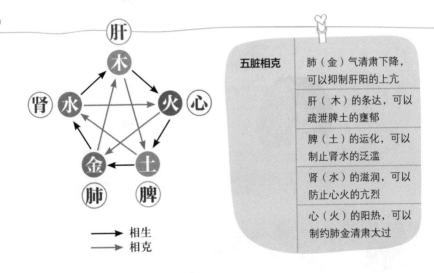

五脏相克	肺（金）气清肃下降，可以抑制肝阳的上亢
	肝（木）的条达，可以疏泄脾土的壅郁
	脾（土）的运化，可以制止肾水的泛滥
	肾（水）的滋润，可以防止心火的亢烈
	心（火）的阳热，可以制约肺金清肃太过

⟶ 相生
⟶ 相克

如果有一脏出现了虚或盛，其他的脏器能够立即对它进行调节。但是如果这个脏器病变太厉害，五脏系统不能够对它进行有效调节，这时人体就会生病，我们就需要通过治疗使五脏再次处于平衡状态。

所以，不单肺感受邪气会引起咳嗽，心、肝、脾、肾感受邪气之后，也会传导于肺，引起咳嗽。

五脏和六腑互为表里

每个脏都有一个与其相对应的腑，互为表里。脏腑之间相互影响、共同作用，才能保证人体处于健康状态。

心与小肠相表里

它们通过经络相互联系，如果心火旺盛就能够转移到小肠，导致小肠分离水液的功能受损，最后会出现小便短赤、尿道涩痛的症状。

肝与胆相表里

它们之间的关系是直接相连，并且通过经络相通。胆汁从肝中生成，经过胆道排泄出去。如果肝的疏泄功能失常，就会影响到胆汁的排泄。而胆汁的排泄失常也会影响到肝的功能。因此肝与胆的疾病往往同时发生。

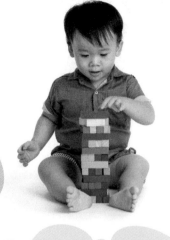

脾与胃相表里

　　胃主受纳水谷，即胃将我们所吃的食物贮存起来，并且进行消化。然后脾将消化后的水谷精微运送出去，充养全身。脾和胃共同完成了消化作用，任何一个脏器功能受损，消化功能都会损伤。

肾与膀胱相表里

　　二者通过经络相连。肾为水脏，主一身水液的分布，膀胱为水腑，具有贮存尿液和排泄尿液的功能。肾的阳气充足，才能温化水液，下渗膀胱并通过尿液排出。如果肾阳虚衰，就会导致水液输布功能失调，造成全身浮肿。

肺与大肠相表里

　　二者通过经络相连，肺将气向下布散的功能正常，大肠的气机才能够通畅，排便的作用才能正常。反之，大肠气机通畅，才能保障肺气布散的功能。如果肺气布散功能失常，常引起便秘等的发生。

三焦为"孤府"

　　三焦未和脏相对应，被称为"孤府"。但它却是通行人体元气、运行水液的通道，与五脏六腑的功能有着密切的关系。

　　所以，《黄帝内经》中说："五脏之久咳，乃移于六腑。"五脏受邪气引发咳嗽，时间长了，病情继续发展就会传给与其相表里的六腑，又有了相应腑病的症状。五脏六腑咳嗽严重就会传入三焦，转化为三焦咳。

中医看咳嗽：找准病根，化痰止咳

专题 跟着季节调养五脏，让孩子少生病

　　小儿的五脏六腑稚嫩柔弱而不成熟，四肢百骸、肌肉筋骨、精血津液等形体结构以及肺气、脾气等机体的各种生理功能活动相对不足，以脾、肺、肾最为突出。同时，小儿在发育过程中，无论是体格、智力，还是脏腑功能，均不断趋向完善与成熟，年龄越小的孩子，生长发育速度越快。对于婴幼儿来说，由于脏腑娇嫩，容易受到病邪入侵，生病是常事。但是，因为小儿生命力旺盛，活力充沛，相对于成人来说，也很容易恢复。帮助孩子恢复健康，需要遵循中医的养生原则，其中跟着季节调养五脏，可以帮助孩子增强抵抗力，少生病。

　　五脏六腑是人体的根本。只有五脏六腑都安和无恙，人才能不生病，长健康。所以，最有效的养生方法，莫过于利用中医的智慧，保持五脏六腑的协调。

　　中医用四时配以五行，将一年四时分为五季，与人体五脏相对应，即肝主春、心主夏、脾主长夏、肺主秋、肾主冬。因此养五脏也需要遵循五季特点。

　　小儿五脏功能发育未完全，相对于成人来说更娇弱。中医认为，小儿五脏有心、肝有余，脾常不足，肾常虚，肺常不足的生理特性。

让孩子不再咳咳咳

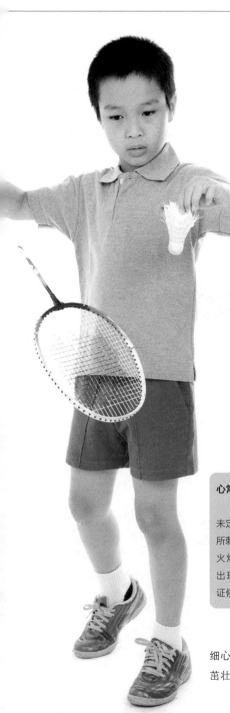

肺常不足

指小儿肺脏娇嫩，不耐寒热，是稚阴之脏体，稚阳之功能，故稍有内外调护不适便易患外感、咳喘等呼吸道疾病。

脾常不足

指小儿脾胃薄弱，运化功能易损，饮食不节或其他脏疾病均易罹及脾胃，表现为积滞、腹胀、厌食、吐泻等纳化失常。

肾常不足

指肾乃先天之本，先天之禀赋本为雏形，其形待长，其气待充，故小儿出生后可出现多种脑部、脊髓、骨骼等畸形或疾患，如脑积水、智障、佝偻病等。

心常有余

指小儿神识未充，心志未定，易为喜怒惊惧等情志所刺激而扰动心气，引致心火炽盛或痰热蔽阻心窍而出现神昏惊厥等心经实热证候。

肝常有余

指小儿肝气偏盛。肝主生发，肝气旺盛表现为小儿生长发育迅速。同时，肝气太旺便是"火"，容易引发疾病。

所以，在不同季节中，孩子尤其需要大人的细心呵护，以协调好五脏的功能平衡，促进孩子茁壮生长，抵御疾病。

春养肝

春季属木，而人体的五脏之中，肝也是木性，因而春气通肝。春季易使肝旺，而肝脏在人体内主疏泄与藏血。所以，春季养肝得法，将带来一整年的健康安泰。

春天，肝的功能旺盛，要少吃酸味食物，以免肝气过盛。可多吃些温补阳气的食物，如葱、姜、蒜、韭菜、芥末等；少吃寒性食物，如黄瓜、茭白、莲藕等，以免影响阳气的升发。

精神方面，则要注意保持心情舒畅，避免动怒。肝阳、肝火在春季处在上升的势头，需要适当地释放，生气发怒易使肝脏气血瘀滞不畅而导致各种肝病。所以，春季一定要心平气和、乐观开朗，如果生气了，要学会息怒。

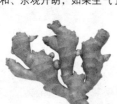

按摩小儿肝经养肝

小儿肝火旺盛，虽然不至于用药，但也不能置之不理。孩子肝火旺盛，说明孩子身体里阴阳不平衡，这时候稍受外邪，就容易生病。同时，孩子肝火旺盛，食欲往往就不太好。这时可以通过清肝经来给孩子做保健。

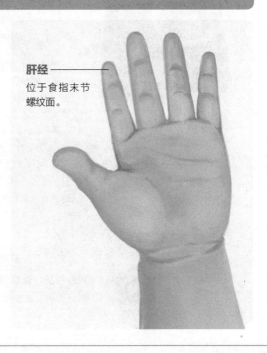

肝经 —————
位于食指末节螺纹面。

按摩方法 用一只手托住孩子的食指末节，然后用另一只手的拇指螺纹面由孩子的指尖向指根方向直推，称为补肝经；由指根向指尖方向直推，称为清肝经。补肝经和清肝经统称为推肝经。推 100~500 次。

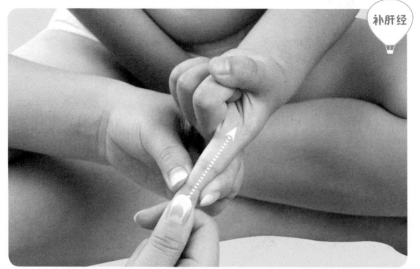

补肝经

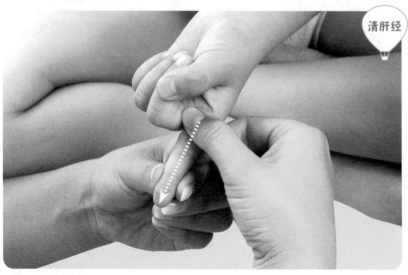

清肝经

作用 平肝泻火，息风镇惊，解郁除烦。

适用范围 多用于防治惊风、五心烦热、口苦、眼干、近视、目赤等病症。

注意事项 肝经宜清不宜补。若肝虚则需补后加清，或以补肾经代替。

夏养心

夏季属火，对应的脏腑为"心"。心为君主之官，主血脉。心不好，则血脉不畅。

中医认为"汗为心之液"，出汗过多会伤"心"。暑为夏季的主气，暑为阳邪，容易耗气伤津。暑邪侵入人体，则表现为多汗，汗出过多导致体液减少而伤津，引起唇干口燥、大便干结、尿黄、心烦等症状。所以，夏养心首先要做到让心静下来，即俗话说的"心静自然凉"。清心寡欲、闭目养神都有利于"心"的养护。

饮食上，应让孩子少吃辛辣、肥甘厚味的食物和生冷食物。肥甘厚味、过辣的食物易助痰化火；生冷食物性寒，易导致血脉瘀阻。此外，夏日容易因心火太旺出现心烦、目赤、口舌生疮、失眠等症状，可以给孩子吃一些苦瓜、莲子（不去心）等苦味食物来降心火。

按摩小儿心经养心

夏天天气炎热，不仅是小孩子，很多成年人都会感觉到入睡困难、心烦气躁等，就是因为心火过盛。这时候，可以通过按摩给孩子清清心火。

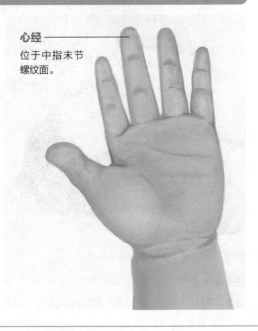

心经————
位于中指末节螺纹面。

按摩方法 让孩子伸出中指，然后用一只手的拇指螺纹面旋推孩子的中指螺纹面，称为补心经；由指尖向指根方向推为补心经，反之为清心经。补心经和清心经统称为推心经。推100~500次。

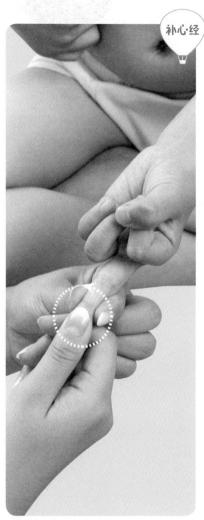

补心·经

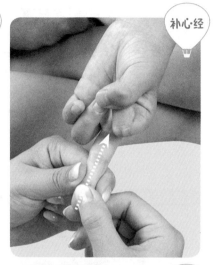

补心·经

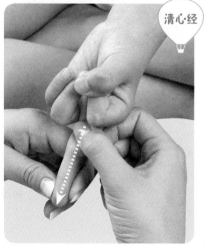

清心·经

作用 清热退心火。

适用范围 多用于防治高热、口舌生疮、小便赤涩等病症。

注意事项 心经宜清不宜补，若气血不足而见心烦不安、睡眠睁目，需用补法时，可补后加清，或以补脾经替代。

长夏健脾

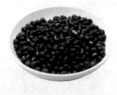

长夏是指阳历的七八月份，阴历的六月份，小暑到立秋这一段。长夏是夏天的后半段，是雨水集中、湿热交争的季节，气候特点以湿为主，在五行属土，五脏之中与脾相应。

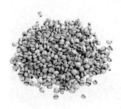

长夏时节，天热下降，地湿上蒸，湿热相缠，最容易伤害脾。此时节饮食宜清淡，少吃油腻、易上火的食物，多吃具有祛湿作用的食物，如红豆、薏仁等。

此外，长夏天气湿热，易使人心情烦躁，因此养脾还要保持好心情，忧虑、多思都对脾不利。

按摩小儿脾经健脾

小儿脾脏非常娇嫩，功能发育也不完善，所以脾脏很容易因为不平衡而出问题。小儿脾脏虚弱的时候，多表现为消瘦或者过胖、脸色发青或土黄色、厌食、大便次数多、拉肚子等。这时可以为孩子用"补脾经"的方法进行推拿。当然，如果孩子出现食积、脾气暴躁等症状，也可以适当地清一清脾经。

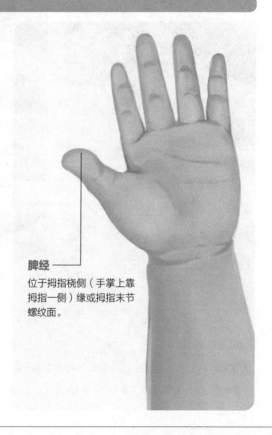

脾经
位于拇指桡侧（手掌上靠拇指一侧）缘或拇指末节螺纹面。

按摩方法 将孩子的拇指屈曲，然后顺着拇指桡侧边缘从指尖推向指根为补，称为补脾经；将孩子的拇指伸直，然后从指根向指尖方向直推为清，称为清脾经；如果来回直推为平补平泻。补脾经和清脾经统称为推脾经。推 100~500 次。

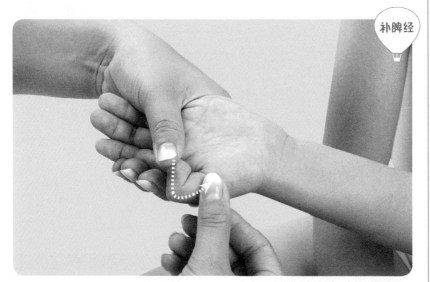

补脾经

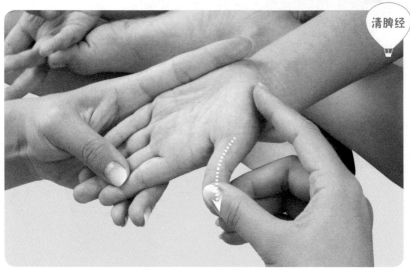

清脾经

作用 补脾经可健脾胃，补气血；清脾经可清热利湿，化痰止呕。

适用范围 多用于防治疳积、食欲不振、腹泻、便秘、呕吐等病症。

秋润肺

肺属金，秋天是肺气最旺，功能最强的时候，此时可借天时以养肺。秋季阳气收敛，阴气滋长，气候清凉干燥，内应肺脏，此时五脏刚从夏季旺盛的代谢中舒缓过来，加之燥邪旺盛，肺部此时最易受伤，应以凉补调节肺功能。最好保持稳定的情绪以收敛元气，同时适当运动以增强抵抗力。

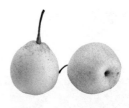

秋季宜多吃具有滋阴润燥、止咳敛肺作用的食物，如梨、萝卜、百合、柿子、葡萄、荸荠等。此外，秋季调养要先调理脾胃。这是因为刚刚经历过高温的夏季，人的脾胃功能减弱，秋凉后如果马上进补，会增加脾胃负担。

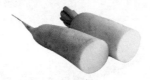

按摩小儿肺经养肺

肺为娇脏，它既怕火热，又怕水寒，热邪、寒邪都能伤肺，使肺产生多种病变。小儿的肺脏没有发育完全，对外界寒暖变化调节能力差，一旦昼夜温差较大，天气忽冷忽热变化无常，孩子增减衣服不及时，就容易邪气侵肺而生病。家长一定要记得多给孩子推肺经。

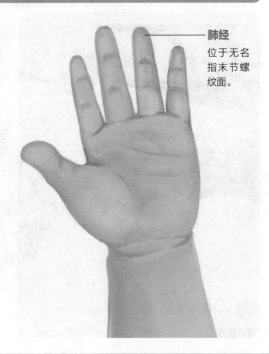

肺经
位于无名指末节螺纹面。

按摩方法 让孩子伸出无名指，然后用一只手的拇指螺纹面旋推孩子的无名指末节螺纹面，称为补肺经；由指根向指尖方向推为清肺经；反之为补肺经。清肺经和补肺经统称为推肺经。推100~500次。

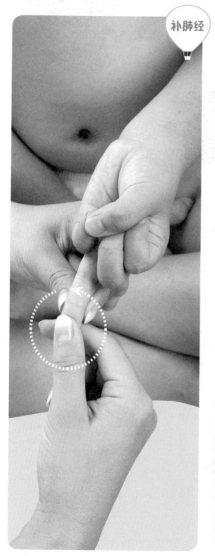

补肺经

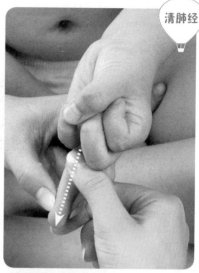

清肺经

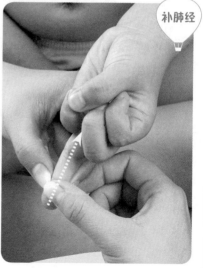

补肺经

作用 补肺经可补益肺气，清肺经可宣肺清热。

适用范围 多用于防治咳嗽、哮喘、感冒、胸闷、虚汗怕冷、痰鸣等病症。

冬养肾

冬季天气寒冷，阳气深藏，内应肾脏。此时万物凋零，肾气最易耗损，调理应根据冬季封藏的特点，以桂圆、核桃仁、阿胶等温补之品来滋补人体肾气的不足，以适应自然界的变化。生活起居上，要注意让孩子养成早睡晚起的好习惯，同时及时增减衣物，做好保暖。足底的涌泉穴有很好的养肾功效，涌泉温暖身体安，建议让孩子坚持每天睡前用热水泡脚。

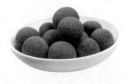

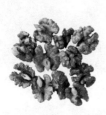
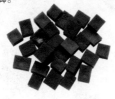

按摩小儿肾经养肾

肾经，又叫肾水，原因是肾脏在五行中属水。补肾水其实就是滋补肾阴。肾阴是全身阴液的根本，对机体各个脏腑器官起着滋润和濡养的作用。

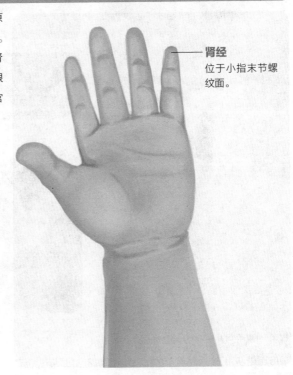

肾经
位于小指末节螺纹面。

按摩方法 让孩子伸出小指，然后用一只手的拇指螺纹面旋推孩子小指末节的螺纹面，称为补肾经；由指尖向指根方向推为补肾经，反之称为清肾经。补肾经和清肾经统称为推肾经。推100~500次。

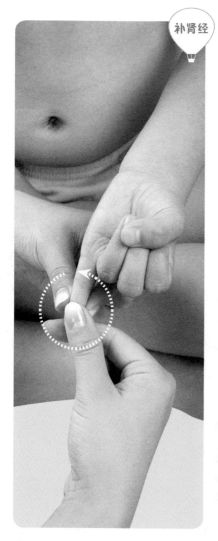

补肾经

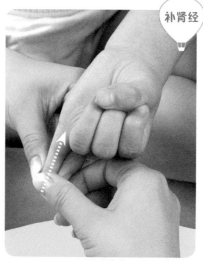

补肾经

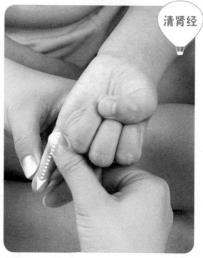

清肾经

作用 补肾经可补肾益脑，温养下元；清肾经可清利下焦湿热。

适用范围 多用于防治先天不足、久病体虚、肾虚腹泻、遗尿、虚喘、小便淋沥刺痛等病症。

注意事项 肾经宜补不宜清，一般多用补法。

孩子咳嗽的病因多为外感内伤

　　根据致病因素，中医把咳嗽分为外感咳嗽和内伤咳嗽两大类。

　　中医将病因分为外感病因、内伤病因、病理产物性病因和其他病因四类。外感病因是指来自外界，从皮毛肌腠或口鼻等体表部位侵入人体，引起外感病的致病因素，亦称之为"外邪"。六淫、疫气都属于外感病因；七情内伤、饮食失宜、劳逸过度归属于内伤病因；痰饮、瘀血、结石归属于病理产物性病因；外伤、寄生虫以及先天因素、医源因素、药邪因素归属于其他病因。

　　小儿肺脏娇弱，容易被六淫外邪侵袭而致病。同时，孩子饮食无度，胃中容易积食化热而生痰，导致肺气失宣，引发咳嗽。

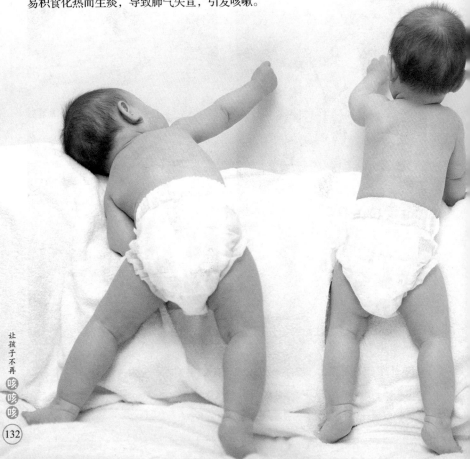

外感咳嗽

受到六淫之邪而引起的咳嗽，称为外感咳嗽。所谓六淫，在正常情况下称为六气，是自然界不同的气候变化：风、寒、暑、湿、燥、火（热）。正常的天气不易于致病，但当气候变化过于急骤、异常，六气太过或不足时，便成为外在致病因素，称为"六淫"或"六邪"。

由六淫之邪引起的外感咳嗽，其特点是发病急、病程短、常常并发感冒，咳声清脆，并有寒热流涕的症状。外感咳嗽一般容易治疗，咳嗽短期内可以治愈，病程短。这个时候中医通常会疏散外邪、宣通肺气、去邪扶正。西医的上呼吸道感染、急性支气管炎、肺炎等所致咳嗽，可视为外感咳嗽。

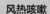

外感咳嗽常见类型

风热咳嗽

症见发热，流涕，咳嗽，喉中痰鸣，咳吐黄痰，日重夜轻，小便黄赤，大便干燥，脉浮数，舌红苔厚腻，指纹红紫。

风寒咳嗽

症见咳嗽频作，痰色白稀薄，恶寒无汗，发热头痛，塞鼻不通，喷嚏，流清涕，喉痒声重，全身酸痛，小便清长，脉象浮紧，舌苔薄白，指纹红。

内伤咳嗽

内伤咳嗽的病因与七情内伤、饮食不当等相关。

七情内伤：七情与人体的脏腑关系密切，如中医认为，"怒伤肝""喜伤心""思伤脾""忧伤肺""恐伤肾"。当情绪反应过度时，就会伤害到特定的脏腑，使脏腑气机逆乱、气血失调，或生理功能紊乱，从而导致各种病症的发生。如情志刺激致使肝气郁结可引发内伤咳嗽。

饮食不当：包括饮食不节、饮食不洁、饮食偏嗜等，主要损伤脾胃，影响脾胃的运化，导致脾胃纳运失调，升降失常，燥湿失和，并可郁而化热，聚湿生痰而导致咳嗽等多种疾病。

此外，脾失健运会导致痰浊内生，或者肺脏虚弱导致其宣肃功能失常等，也可引起内伤咳嗽。

内伤咳嗽多呈慢性反复发作，治疗上相对比较慢。西医的慢性单纯型支气管炎、支气管扩张、咳嗽变异型哮喘、胃－食管反流性咳嗽、鼻后滴流综合征以及喉源性咳嗽等，可视为内伤咳嗽。

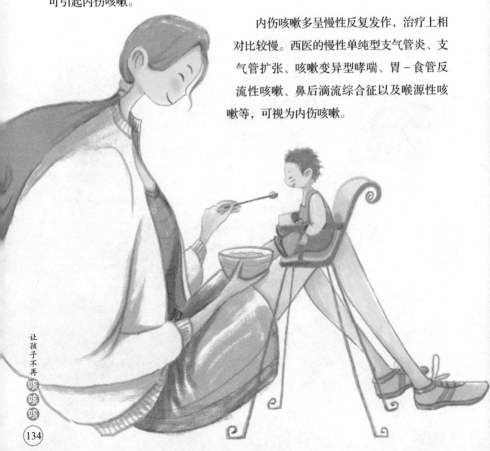

内伤咳嗽常见类型

阴虚燥咳

症见咳嗽日久，干咳无痰，或痰少而黏，不易咳出，口渴咽干，喉痒声嘶哑，手足心热，午后低热，大便秘结，脉象细数，舌红少苔，指纹紫青。

痰湿咳嗽

咳嗽少，但痰多难净，活动时喉中痰鸣，病情迁延常超过1个月。面色苍白，神疲倦怠，食欲不振，大便稀溏，舌淡，苔白腻，脉滑。

痰热咳嗽

咳嗽痰多，色黄黏稠，难以咯出，甚则喉间痰鸣，发热口渴。烦躁不宁，尿少色黄，大便干结，舌质红，苔黄腻，脉滑数或指纹紫。

气虚咳嗽

咳嗽声沉无力，每活动后咳嗽加重，痰少稀而白，形体消瘦，面色苍白，多汗，唇干色淡，纳呆，舌淡，少苔，脉沉弱。

阴虚咳嗽

干咳无痰或痰少而黏，口咽干燥，咽痒，声音嘶哑，手足心热或潮热盗汗，舌红，苔少或花剥，脉细数或指纹紫。

外感内伤可相互转化

外感咳嗽与内伤咳嗽两者可互为因果，相互转化。外感咳嗽如果没有得到及时的治疗，或是久治不愈，邪气就容易侵入肺部，肺部运行受到干扰，抵抗邪气的能力会降低，邪气就会源源不断地涌进来，导致咳嗽反复发作，迟迟不好。久而久之，脏腑均会受到伤害，逐渐转变成内伤咳嗽。内伤咳嗽的人，本来肺脏就受到侵袭，防卫能力受到影响，遇到气候转冷，六淫之气更容易伤及肺脏，导致阴伤气耗。

中医看咳嗽：找准病根，化痰止咳

135

推拿辅助治疗小儿咳嗽，效果不错

孩子咳嗽生病了，不愿意吃药，或者药喂不进去，或者家长担心药物副作用太大，怎么办？可以试试小儿推拿。小儿推拿操作简单，不受医疗条件限制，无毒副作用，操作起来没什么痛苦，孩子大多比较容易接受，在治疗咳嗽方面效果不错，非常适合在家操作。

即使孩子没有生病，推拿也对其有着非常大的益处。实践表明，只要家长坚持为孩子推拿，就可以有效促进孩子的生长发育，提高他们的免疫力，增强体质，从而让孩子的身体更加强壮健康。

小儿推拿前的准备

在对孩子进行推拿治疗前，必须对孩子进行明确的诊断。如果家长无法确定，则请先送医院就诊，然后再对症施治。

孩子吃得过饱或太饿时，不适合做推拿。最好在饭后一两个小时再推拿。

应选择避风、避强光、噪音小的地方给孩子做推拿；室内应保持安静，空气清新，温度适宜。推拿后，应注意避风，忌食生冷。

推拿前，家长要洗手，摘去戒指、手镯等饰物；刚剪过的指甲，要用指甲锉锉平，以免划伤孩子的皮肤；冬季推拿时双手宜暖。

小儿推拿的操作注意事项

对于新发病、旧疾病都有的孩子，哪种病急就先调理哪种病。每次给孩子做推拿最好只针对一种疾病，保健和治疗目的太多、推拿的穴位太杂，会影响最终的治疗效果。

不严重的病症，推拿一只手上的穴位即可。推拿一只手，气血就可以通达五脏六腑，起到全身调理的作用，不需要两只手都推拿。一般推拿左手上的穴位，心脏位于身体左侧，推拿左手可使血液循环相对快一些。

推拿手法的基本要求是：均匀、柔和、轻快、持久。推拿时要注意孩子的体位姿势，一般以使孩子舒适为宜，并能消除其恐惧感，同时还便于操作。一般先推拿头、面，接着是上肢，然后是胸腹、腰背，最后才是下肢；或者先主穴，后配穴。

通常情况下，小儿推拿1次的总时间为10~20分钟。但由于病情和年龄的差异，在推拿次数和时间上也有一定的差别。年龄越大、病情越重，推拿次数增多，时间相对越长。一般每日1次，重症每日2次。需长时间治疗的慢性病7~10天为1个疗程。1个疗程结束后，可休息几天，然后再开始下一个疗程的治疗。

当孩子出现这些症状，禁止推拿

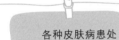

各种皮肤病患处不能推拿。

烧烫伤和皮肤破损的局部不能推拿。

出血性疾病及正在出血和内出血的部位不能推拿。

患有某些急性传染病，如猩红热、水痘、肝炎、肺结核等的孩子，不宜进行推拿。

患有骨与关节结核、化脓性关节炎的孩子，不宜进行推拿。

骨折早期和截瘫初期的孩子，不宜进行推拿。

极度虚弱的危重病儿和患有严重的心脏、肝、肾疾病的孩子，不宜进行推拿。

患有各种恶性肿瘤的孩子，不宜进行推拿。

患有诊断不明，不知其治疗原则的疾病的孩子，不宜进行推拿。

风热咳嗽

宜疏风解热，宣肺止咳

风热咳嗽一年四季都会出现，但是春季和冬季以及换季之时更明显。这是因为气候突变、寒暖失调导致风热邪气侵入人体，而孩子由于自身免疫能力低下，对温度感知不敏感，不能及时增减衣服，所以较大人更容易患风热咳嗽。治疗上应遵循疏风解热，宣肺止咳的原则。

风热咳嗽症状

孩子患风热咳嗽时，热气入肺后，会出现咳嗽症状，咳嗽声音会变得高而有力，咳嗽的位置较深。如果有痰的话，咳嗽的声音会略显沉闷。风热咳嗽的孩子咳嗽总感觉咳不干净，需要多次用力咳才能舒服一些。咳出来的痰多为黄稠呈块状。

孩子患风热咳嗽后，口腔内舌尖或整个舌质都是红的，有的嘴唇红、舌苔薄白或者舌苔薄黄而干。观察孩子的嗓子，可以看到明显的肿大、发炎。哺乳期的孩子会表现出拒绝吃奶，大一点的孩子会哭闹喉咙痛。

此外，鼻塞、流黄色黏稠鼻涕、有很重的口气、小便黄、气味大、大便干燥或是出现腹泻都是风热咳嗽的基本症状。

贴心提示

孩子是哪种类型的咳嗽，有时候通过看痰可以简单辨证。风寒咳嗽的痰色比较稀白，呈泡沫状；风热咳嗽的痰色黄稠，不易咳出。注意，早晨第一口痰如果是黄稠痰，并非就代表热咳。因为经过一晚上的睡眠，痰液的分泌较多，停留在气道的水汽会随呼吸蒸发，结果早上的第一口痰会变得浓浊。所以，如果家长想通过痰来辨别孩子的咳嗽本质，最好是用白天的痰更准确些。

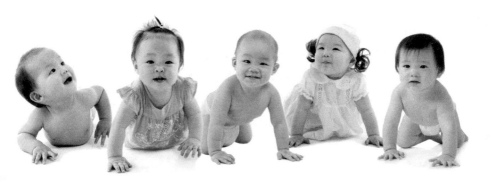

重点调理肺和脾

俗话说，肺不伤不咳，脾不伤不生痰。有声无痰叫咳，有痰无声叫嗽，痰声俱备叫咳嗽。所以，当孩子出现咳嗽时，跟脾和肺都有关系。如果咳嗽有痰，则大多与脾胃有关，且大多数都是热咳。风热咳嗽是由肺热引起的，久咳则容易伤脾。风热咳嗽的孩子脾和肺都需要好好调理一下。

及时增减衣服，避免病邪侵体

孩子不宜捂得过厚，捂得过厚容易造成孩子机体调节能力变差，抵抗力下降，稍微受凉马上生病感冒。尤其是在孩子出汗之后，一定要注意避免吹风着凉，否则特别容易生病。

一般情况下，除了夏天，宝宝的衣服应该跟大人差不多，最多可以加一件贴身小背心。检查孩子是否穿着合适，只需要用手触摸一下孩子的鼻梁，如果是冰凉的，需要给孩子增加衣服，如果是温暖的则表示穿着合适。

早晚温差大的季节，不要让宝宝一套衣服从早穿到晚，而应该在早晚加衣、中午少穿点。如果孩子运动量大，要及时触摸孩子的后背是否出汗，如果出汗要及时给孩子更换垫汗巾。冬天戴帽子时，如果头上出汗了，在户外不能随便摘下帽子。

人体下肢在乍暖还寒的季节应该多注意保暖，因为其血液循环慢，不会因为稍微穿厚点就出汗，所以，腿部、脚部都可以适当穿厚一点。上衣则可以薄一点，下身已经穿厚了，就不容易冷，上半身穿薄点，不容易出汗。

解热化痰食疗方

俗话说"鱼生火，肉生痰，青菜豆腐保平安"。中医认为，鱼类和肉类荤腥、油腻，会助湿生痰，有的还可能引起过敏反应，加重病情。辣椒、胡椒、生姜等辛辣之品，对呼吸道有刺激作用，使咳嗽加重，都不宜给孩子吃。而新鲜瓜果蔬菜如胡萝卜、西红柿、西瓜、枇杷、柿子等，可以供给多种维生素和无机盐，有利于机体代谢功能的恢复。下面推荐两款简单又有效的清火止咳食疗方。

煮萝卜水

原料： 白萝卜1个。

做法： 白萝卜洗净，切4~5薄片，放入小锅内，加大半碗水，放炉上烧开后，再改用小火煮5分钟即可，等水稍凉后再给孩子喝。

功效： 此方治疗风热咳嗽、鼻干咽燥、干咳少痰效果不错，同样适合2岁以内的孩子喝。

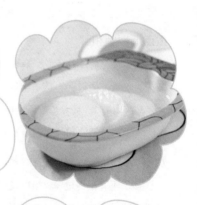

银耳冰糖羹

原料： 银耳6克，雪梨1个，冰糖15克。

做法： 将银耳泡发后炖至汤稠，再将雪梨去皮核，切片后加到汤内煮熟，再加入冰糖即可。

功效： 具有清热润肺，止咳化痰的功效。

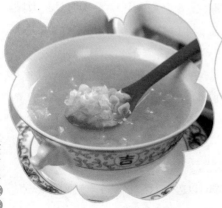

推拿治疗风热咳嗽

推拿穴位

耳后高骨
耳后入发际，乳突
后缘高骨下凹陷中。

肺俞
位于第 3 胸椎棘突
下，旁开 1.5 寸处。
左右各一穴。

天门
两眉中间至前发际
呈一直线。

坎宫
自眉头起沿眉向眉
梢呈一横线。

太阳
眉梢与目外
眦之间，向
后约一横指
的凹陷处。

肺经
位于无名指末
节螺纹面。

阴池

总筋

膻中
胸骨正中，两乳头连线中点。

天河水
位于前臂正中，总
筋至洪池（曲泽）
呈一直线，线状穴。

洪池

肘肘

六腑
位于前臂尺侧，由肘至阴
池呈一直线，线状穴。

重点推拿

黄蜂入洞

孩子取坐位，一手扶着孩子的头部，使其相对固定，然后用另一手的食指、中指的指端在孩子的两个鼻孔下缘，以腕关节带动双指反复揉动 30~50 次。

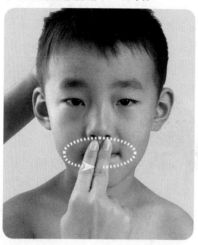

退六腑

用一只手握住孩子的手腕，用另一只手的拇指或食指、中指螺纹面从孩子的肘部下推到腕部 100~500 次。

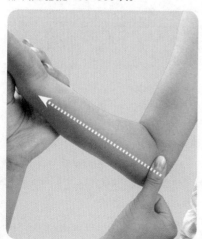

按揉肺俞

用两手拇指或食指、中指分别置于孩子左右肺俞处揉动 100~500 次。

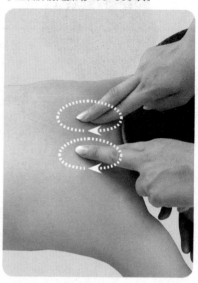

清肺经

用一只手拇指、食指捏住孩子的无名指，然后用另一只手的拇指螺纹面自指根向指尖方向推 1~3 分钟。

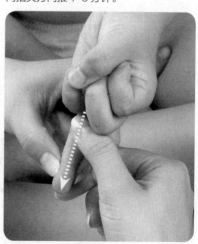

加按穴位

开天门

让孩子正坐在椅子上或仰卧在床上，用双手拇指自孩子两眉头之间的印堂，交替向上直推到额头前发际处，操作30~50次。动作由轻到重，推至孩子额头皮肤微微发红即可。

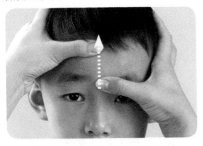

运太阳

用中指指腹分别按在两边的太阳穴上，稍用力按揉30~50次。

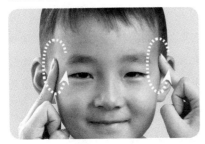

揉膻中

让孩子仰卧，用一手中指指端揉孩子膻中50~100次。

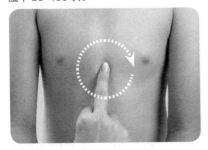

推坎宫

用双手拇指分别从孩子眉头沿眉毛向两侧眉梢分推；两手其余四指并拢，轻放在孩子头部两侧固定头部，操作30~50次。不可用力过猛，轻触皮肤贴实分推即可。

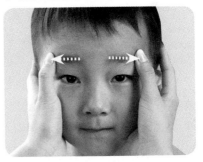

运耳后高骨

让孩子正坐，站在孩子身后，用两手拇指在耳后高骨上做环形推动30~50次。

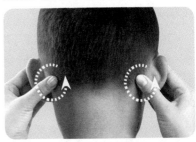

清天河水

一手握住孩子的手腕，使其掌心向上，然后用另一手的食指、中指指端从孩子的腕横纹推向肘横纹，操作100~500次。

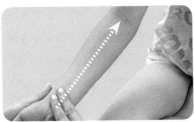

中医看咳嗽：找准病根，化痰止咳

风寒咳嗽

宜疏风散寒，宣肺止咳

风寒咳嗽多半是受凉引起的，是因为肺受了风寒之邪侵入而引起的，常见于冬季和春季。其他季节，天气骤变或者温差变化太大，孩子也容易出现寒咳。比如炎热的夏天，孩子刚从外面的高温环境中回来，一下子就进入了开着空调的低温室内环境，也很容易引起寒咳。治疗上应遵循疏风散寒，宣肺止咳的原则。

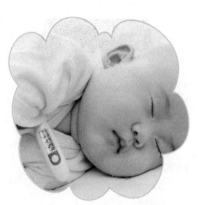

风寒咳嗽的症状

风寒咳嗽的孩子一般咳嗽声重，咳嗽起来会比较厉害，会弓着背使劲儿地咳嗽，常常是咳得鼻涕眼泪一大把的，咳出来的痰呈白色泡沫状。晚上咳嗽会比白天更严重一些。除了咳嗽外，孩子的鼻子也是随时呼哧呼哧的，晚上睡觉还总是因为鼻塞睡卧不宁。

此外，患儿还会伴有流清鼻涕、喉咙痒、发热、头痛、四肢酸软无力等症状，有的会怕冷、胃寒。其中出现咽喉痒是较为明显的症状。当患儿受到外界刺激（比如灰尘、寒冷的风）时，气道就会有痒的感觉，随即会出现剧烈咳嗽。

捂一捂，发汗是关键

风寒感冒咳嗽的孩子一般都是低烧无汗，最好的办法是让孩子发汗。可以让孩子吃一些辛温发汗的食物如姜汤等，然后捂着被子让孩子睡上一觉。捂汗以身体微微出汗，持续一个小时为好。注意，不能过分捂热，让孩子大汗淋漓，否则导致孩子"伤津"，而且因为汗出得过快，而寒气没有能够彻底排除，感冒就无法彻底痊愈。

睡前温水泡脚

风寒咳嗽的孩子，可以在临睡前用温水泡泡脚，直到孩子额头微微出汗即可。泡完脚后，要多给孩子喝些温开水，尽早上床休息。

煮生姜水泡脚

生姜有温阳散寒的功效，生姜水泡脚不但能缓解疲劳，还能促进血液循环，安神，帮助入睡。具体做法是：将100克生姜放入水中大火煮沸，小火熬10分钟即可。将生姜水倒入盆中，兑入冷水至比体温略高一点点，开始泡脚，一般泡5-10分钟。

注意，3岁以内的婴幼儿大多属于阳性体质，容易发热，爱上火，不宜常泡脚。另外，孩子对温度更敏感，成人觉得能接受的水温，孩子不一定能接受，所以，即使是大一点的孩子泡脚，也要以孩子的感觉为准，以免烫伤皮肤。

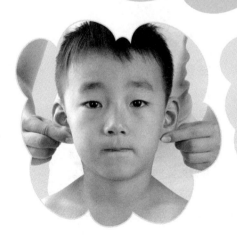

给孩子搓搓身体

上床后隔着内衣在孩子的后背上下揉搓，搓到背部微微发红发热就好。如果孩子出现轻微鼻塞，可以用同样的方法搓搓他的小耳朵。

以上方法十分简单，但是能促进孩子的血液循环，无论是预防感冒还是后期护理效果都好。

风寒咳嗽的食疗方

风寒咳嗽的孩子饮食应该以清淡、清补为主，忌食肥腻、煎炸、生冷食品。多吃一些温肺化痰食品，如姜蛋汤、黄皮果、核桃等，忌食生冷瓜果，如香蕉、西瓜、白菜、萝卜和冷饮。

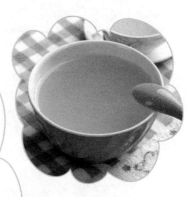

蒸大蒜水

原料：大蒜 2~3 瓣，冰糖少许。

做法：取大蒜 2~3 瓣，拍碎，放入碗中，加入半碗水，放入少许冰糖，把碗加盖放入锅中蒸，大火烧开后改用小火蒸 15 分钟即可。当碗里的蒜水温热时喂给孩子喝，大蒜可以不吃。一般一天 2~3 次，一次小半碗。

功效：治疗寒性咳嗽、肾虚咳嗽效果好。

法夏苹果汤

原料：法夏 12 克，苹果 1 个。

做法：苹果去皮，去核，切片，法夏浸泡 20 分钟。上料同放入锅内，加适量清水，武火煮沸，转文火煲 50 分钟，煎成大半碗，便可饮用或代茶饮。

功效：温肺润肺，化痰止咳。

推拿治疗风寒咳嗽

推拿穴位

耳后高骨
耳后入发际，乳突
后缘高骨下凹陷中。

肺俞
位于第 3 胸椎棘突
下，旁开 1.5 寸处。
左右各一穴。

天门
两眉中间至前发际
呈一直线。

坎宫
自眉头起沿眉向眉
梢呈一横线。

太阳
眉梢与目外
眦之间，向
后约一横指
的凹陷处。

膻中
胸骨正中，两乳头连线中点。

三关
位于前臂桡侧，腕
横纹至肘横纹呈一
直线。

外劳宫
在手背，中指与
无名指掌骨中
间，与内劳宫相
对处。

中医看咳嗽：找准病根，化痰止咳

147

重点推拿

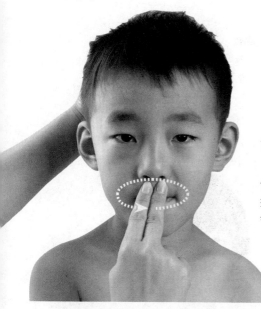

黄蜂入洞

　　孩子取坐位，一手扶着孩子的头部，使其相对固定，然后用另一手的食指、中指的指端在孩子的两个鼻孔下缘，以腕关节带动双指反复揉动，操作 30~50 次。

按揉肺俞

　　用两手拇指或食指、中指分别置于孩子左右肺俞处揉动 50~100 次。

推三关

　　用一手握住孩子的手，然后用另一只手的拇指桡侧面或食指、中指指腹从孩子的手腕推向肘部，操作 100~300 次。

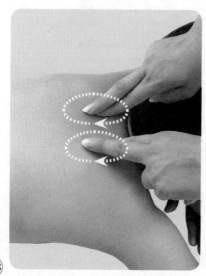

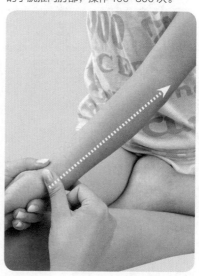

加按穴位

开天门

让孩子正坐在椅子上或仰卧在床上，用双手拇指自孩子两眉头之间的印堂，交替向上直推到额头前发际处，操作 30~50 次。动作由轻到重，推至孩子额头皮肤微微发红即可。

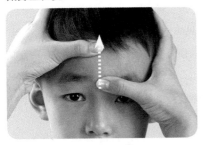

运太阳

用中指指腹分别按在两边的太阳穴上，稍用力按揉 30~50 次。

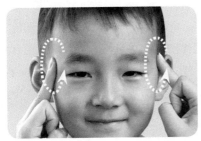

揉膻中

让孩子仰卧，用一手中指指端揉孩子膻中 50~100 次。

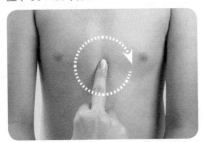

推坎宫

用双手拇指分别从孩子眉头沿眉毛向两侧眉梢分推；两手其余四指并拢，轻放在孩子头部两侧固定头部，操作 30~50 次。不可用力过猛，轻触皮肤贴实分推即可。

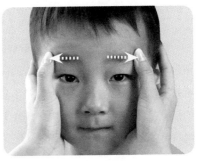

运耳后高骨

让孩子正坐，站在孩子身后，用两手拇指在耳后高骨上做环形推动 30~50 次。

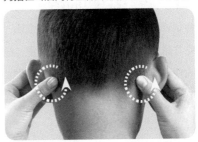

揉外劳宫

一手握住孩子的手，使其掌心向下，用另一手拇指或中指揉孩子外劳宫 100~300 次。

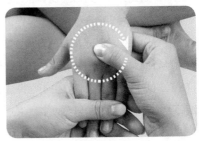

痰湿咳嗽

宜运脾燥湿，化痰止咳

痰湿咳嗽属于小儿咳嗽病中后期最常见的一种证型，多发于脾胃比较虚弱、消化不良的孩子身上。患痰湿咳嗽的孩子病情时有反复，迁延难愈。部分患儿咳嗽并不严重，或是表现为喉咙有痰不易咳出，其他方面表现并不明显。痰湿咳嗽的孩子有一个典型的症状就是一到晚上咳嗽就会增多，甚至睡眠时喉咙也会有痰鸣响声。治疗上应遵循运脾燥湿、化痰止咳的原则。

痰湿咳嗽的症状

当孩子食用过于生冷或过于油腻的食物时，脾脏的功能受到影响，导致水液停聚于肺部，肺部容易出现气血不畅，从而引发咳嗽。这种咳嗽属于痰湿型咳嗽，症状表现为孩子舌苔白腻、咳声重浊、痰多、痰黏腻或稠厚成块、色白或带灰色。吃甘甜油腻食物时咳嗽症状会加重，经常会伴有胸闷、食欲不佳、身体困重无力、大便不成形等，有时候咳嗽会伴有恶心、反胃、呕吐的表现。症状较轻时，除了咳嗽有痰外，其他症状表现并不明显。所以，父母需要多留意孩子的咳嗽症状，以便对症治疗。

痰湿咳嗽多伤脾胃，帮助孩子调养脾胃

痰湿咳嗽的孩子会出现胃口不佳，没有食欲，有的孩子还会经常腹痛、胀气、便溏等，这是因为主导孩子身体正常运转的脾胃出现了损伤。所以，要想孩子咳嗽好得快，还需要调理好孩子的脾胃，让孩子的脾脏正常运转起来。

在饮食上，给孩子准备的食物要细要软，多喝粥，吃的食物要温热适宜，减少对肠胃的刺激。定时定量地给孩子提供食物，每天不管肚子饿不饿，都应该让孩子按时吃饭，不过度饥饿，也不吃得过饱。喝水要区分饭前饭后阶段，饭前1小时、饭后半小时饮水最好，以免过多饮水冲淡胃液，造成消化减慢。

多给孩子吃蔬菜水果，富含维生素 C 的蔬果对胃有一定的保护作用，还能促进消化与吸收，增强抵抗力。

注意防寒保暖，胃不耐冷，过凉会令消化功能受损，发生腹泻等症状。不给孩子吃太多甜食和生冷之物，晚餐不可过饱，不吃夜宵，更不宜睡前喝奶（实在戒不掉，就减少奶量，冲稀奶粉）。

治疗痰湿咳嗽的泡脚良方

泡脚注意事项

原料：法半夏 6 克，茯苓 6 克，陈皮 6 克，炙甘草 6 克，乌梅 6 克，生姜 5 片，大枣 3 个，竹茹 6 克，杏仁 6 克。

用法：将所有药材放入砂锅或不锈钢锅中，加水 1000 毫升，用大火烧开，再改小火煮 10 分钟后关火。加凉水，等温度降低为 42~45℃时给孩子泡脚。

3 岁以内的婴幼儿大多属于阳性体质，容易发热，爱上火，不宜常泡脚。

泡脚的水以没过孩子的踝关节为宜，水温不宜太烫，要以孩子的感觉为准，以免烫伤皮肤。

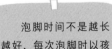

泡脚时间不是越长越好，每次泡脚时以孩子身体微微出汗最合适。

可以使用专用的木盆来泡脚，可以保持水温恒定。不要使用金属盆泡脚。

饭后不宜泡脚，最好间隔半个小时后再泡脚。

配合足底按摩，效果最佳。

过敏体质的孩子，不建议用此法泡脚。

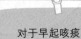

对于早起咳痰、呕吐、恶心的孩子，此泡脚方同样适用。

多给孩子喝营养健康的粥调养脾胃

痰湿咳嗽的孩子大多不爱吃饭、大便干燥、嗳气、容易感冒生病、拉肚子等。其实是脾胃虚弱的表现，多给孩子喝点营养健康的粥，不仅能帮助孩子缓解咳嗽症状，还能增强体质。

莲子山药粥

原料：山药 50 克，莲子 20 克，大米 50 克。

做法：1. 将莲子去皮去心，用清水浸泡备用；山药去皮，切成小块。

2. 将淘洗好的大米与山药块、莲子一起放进砂锅中，加适量清水大火熬煮，待水开后，改小火慢熬 1 小时左右，待米粒黏稠，山药莲子绵软即可。

功效：山药具有健脾、补肺的功效，莲子能去火清心。宝宝服用可以缓解咳嗽症状。

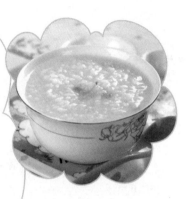

桂圆小米粥

原料：桂圆肉 10 粒，小米 30 克。

做法：1. 小米淘洗干净，晾干后放进锅中，以小火慢慢炒至颜色略黄为止。

2. 将小米放进砂锅中，与桂圆肉一起加水，用大火煮开，然后小火慢熬，直到粥黏稠即可食用。

功效：桂圆、小米都具有补脾养胃、生津益肺的功效，宝宝服用可以增强体质，少咳嗽。

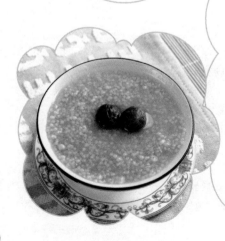

推拿治疗痰湿咳嗽

痰湿咳嗽多是由饮食不当导致脏腑功能失调引起的咳嗽。推拿可以帮助孩子运脾燥湿、化痰止咳。

推拿穴位

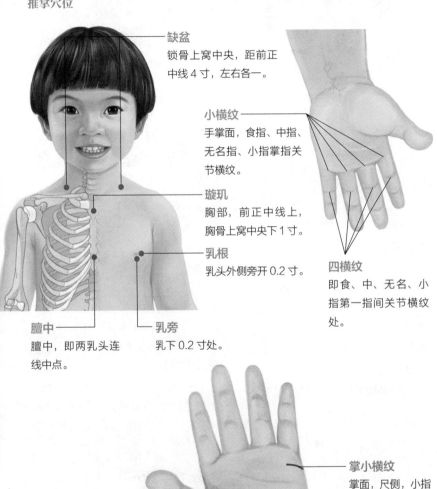

缺盆
锁骨上窝中央，距前正中线4寸，左右各一。

小横纹
手掌面，食指、中指、无名指、小指掌指关节横纹。

四横纹
即食、中、无名、小指第一指间关节横纹处。

璇玑
胸部，前正中线上，胸骨上窝中央下1寸。

乳根
乳头外侧旁开0.2寸。

膻中
膻中，即两乳头连线中点。

乳旁
乳下0.2寸处。

掌小横纹
掌面，尺侧，小指根与掌横纹间的细小纹路。

板门
手掌大鱼际平面，或手掌大鱼际平面中点。

中医看咳嗽：找准病根，化痰止咳

重点推拿

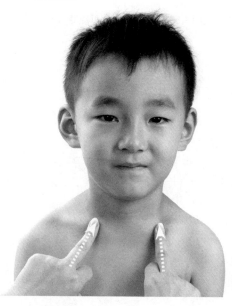

催咳抱肚

取坐位，用单手拇指和食指用力下按并挤捏天突穴上1寸，催患儿咳嗽，然后迅速以双掌抱孩子胸部挤压3~5次。

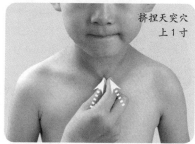

挤捏天突穴
上1寸

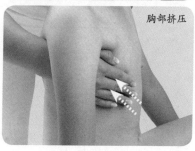

胸部挤压

点按缺盆

以两手中指分别按于两侧缺盆，逐渐加力至孩子承受的最大限度，持续数秒后放开，反复操作30秒。

加按穴位

掐揉板门

用大拇指揉掐板门10次。

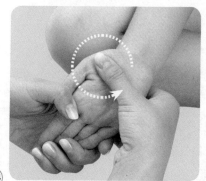

揉掌小·横纹

一手抓住孩子的手，用另一只手拇指或中指指端按揉掌小横纹2~3分钟。

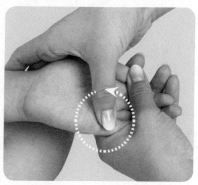

掐四横纹、小横纹

用大拇指的指甲掐揉孩子双手的四横纹，每个手指掐 5 遍。然后依次掐揉各手指的小横纹 5 遍，力度以孩子稍有痛感但又能接受为宜。

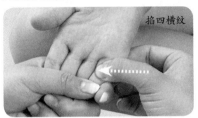

掐四横纹

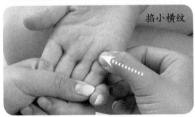

掐小横纹

揉膻中

用一手中指端揉膻中 1~2 分钟。

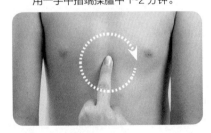

揉乳根、乳旁

双手食指、中指分别按在乳根、乳旁两处穴位，同时揉 1~2 分钟。

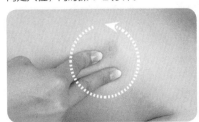

开璇玑

以两手拇指或四指同时自璇玑自上而下依次从正中分推至季肋部 8 次。然后两手交替从上向下推至脐 24 次。再以脐为中心顺时针摩腹 1~2 分钟。最后从脐向下推至耻骨联合 1 分钟。

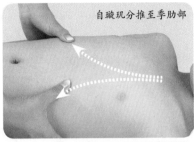

自璇玑分推至季肋部

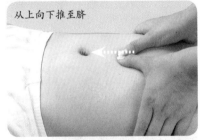

从上向下推至脐

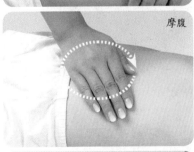

摩腹

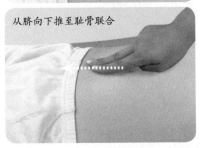

从脐向下推至耻骨联合

反复咳嗽的孩子，日常要注意强肺卫肺

　　小儿肺脏娇嫩，不耐寒热，是稚阴之脏体，稚阳之功能，故稍有内外调护不适便易患外感、咳喘等呼吸道疾病。当孩子容易反复感冒咳嗽，或者有哮喘病症，出现面色发青发白、常出虚汗等症状时，说明孩子的肺比较虚弱，需要更多的呵护。

　　肺位于胸中，外合皮毛，而推拿在体表肌肤上操作，可将力量传到肺部，因而能起到直接调节肺部功能的作用，在强肺卫肺上有不错的效果。

推拿穴位

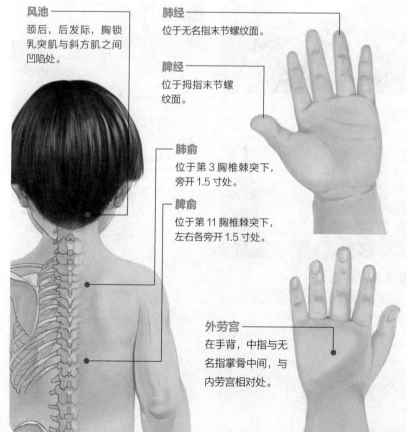

风池
颈后，后发际，胸锁乳突肌与斜方肌之间凹陷处。

肺经
位于无名指末节螺纹面。

脾经
位于拇指末节螺纹面。

肺俞
位于第 3 胸椎棘突下，旁开 1.5 寸处。

脾俞
位于第 11 胸椎棘突下，左右各旁开 1.5 寸处。

外劳宫
在手背，中指与无名指掌骨中间，与内劳宫相对处。

推拿方法

用一只手夹住孩子的手腕，让孩子伸出无名指，然后用另一只手的拇指螺纹面由指根向指尖方向推，用力柔和均匀，推300次。

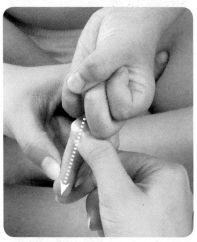

揉外劳宫

用一手拇指或掌根揉孩子的外劳宫300次。

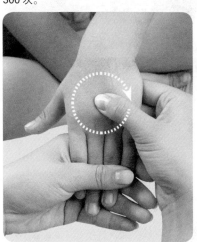

补脾经

一手将孩子的拇指屈曲，另一手拇指指面顺着孩子拇指桡侧边缘由指尖向指根方向直推。推100~300次。

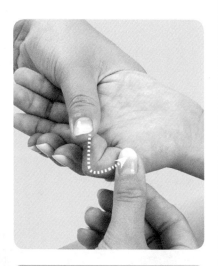

推两胁

用两手手掌分推孩子前胸的两胁各3~5遍。

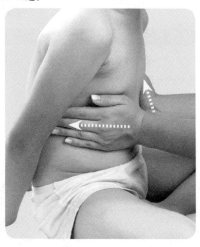

推拿方法

用两手食指或中指点按孩子的风池 20 次。

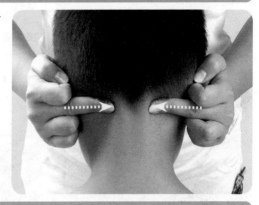

推肩胛骨

用两手手掌分推孩子背部的两肩胛骨边缘各 30 次。

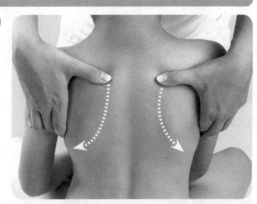

搓背

用一手手掌自上而下搓孩子的背部 5 遍。

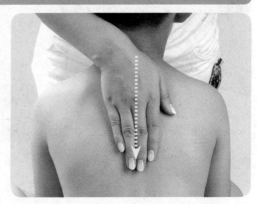

让孩子不再咳咳咳

158

捏脊

让孩子俯卧，背部裸露，家长将双手的中指、无名指和小指握成半拳状，食指半屈，拇指伸直对准食指前半段，然后顶住孩子背部皮肤，拇、食指前移，提拿皮肉，同时向上捻动，自脊柱两侧双手交替向前推动至大椎两旁。每天睡前给孩子捏 3~5 遍。

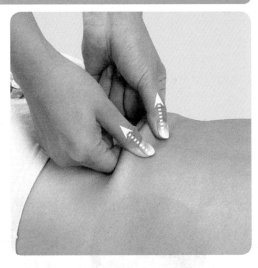

点按肺俞、脾俞

用两手食指或中指点按孩子的肺俞、脾俞各 20 次。

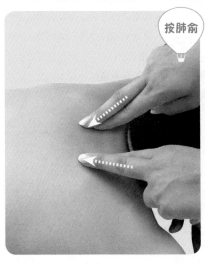

按肺俞

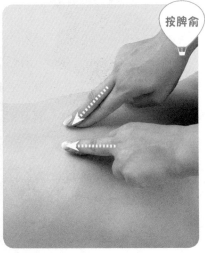

按脾俞

注意事项 1. 此法通常在清晨施行，1 天 1 次。

2. 平时给孩子穿得不要过于暖厚。在饮食方面要注意，忌多吃生冷油腻的食品。

3. 还要注意引导孩子多活动，多锻炼，从而增强体质。

中医看咳嗽：找准病根，化痰止咳

专题

脾胃不好的孩子，可常做推拿保健

孩子生长发育较快，对营养物质的需要较成人更为迫切。而脾胃是人体摄取营养、保证机体正常发育的主要脏腑。孩子生长发育所需要的所有营养物质，都需要通过脾胃来化生。但由于孩子脏腑娇嫩，脾胃功能尚未发育成熟，消化吸收功能也较弱，因而便有小儿"脾常不足"的说法。加上孩子寒暖不能自调，又容易为饮食所伤，很容易使脾功能失调，进而影响肺、肾等其他脏腑功能，影响生长发育。

因此，注意调理孩子的脾胃，使其正常运转，是孩子健康成长的基本保证。

孩子脾胃不好的表现

大便干或大便中夹杂有未消化的残渣，肚子胀，不想吃东西，身体过于消瘦或肥胖，面色暗黄，经常感冒，睡觉时嘴巴微开或眼睛微睁。

如果孩子有以上的表现，说明孩子脾胃不好，除了饮食调理之外，还可以用按摩的方法长期调理孩子的脾胃，增强孩子的食欲，促进消化吸收，让孩子拥有较好的身体素质，对疾病有较强的抵抗力。

推拿穴位

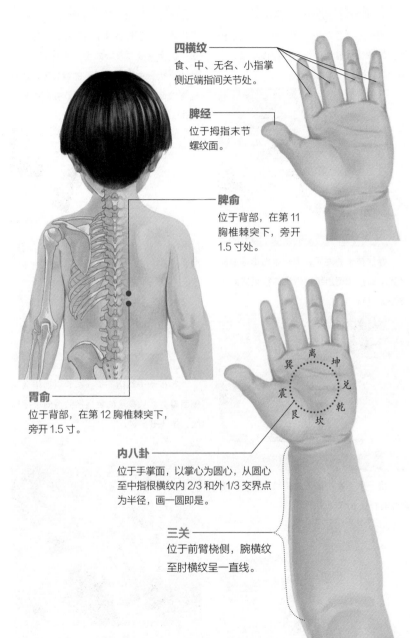

四横纹
食、中、无名、小指掌
侧近端指间关节处。

脾经
位于拇指末节
螺纹面。

脾俞
位于背部，在第 11
胸椎棘突下，旁开
1.5 寸处。

胃俞
位于背部，在第 12 胸椎棘突下，
旁开 1.5 寸。

离 坤
巽 兑
震 乾
艮 坎

内八卦
位于手掌面，以掌心为圆心，从圆心
至中指根横纹内 2/3 和外 1/3 交界点
为半径，画一圆即是。

三关
位于前臂桡侧，腕横纹
至肘横纹呈一直线。

推拿方法

推三关

用一手握住孩子手腕，用另一只手的拇指桡侧面或食指、中指的指面从孩子手腕推向肘部，推 1~3 分钟。

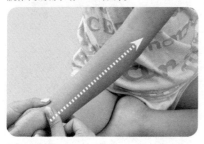

补脾经

握住孩子的左手，用一手拇指指面顺着孩子拇指桡侧边缘由指尖向指根方向直推 3~5 分钟。

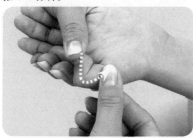

摩腹

用一手手掌在孩子的脐部及其周围用掌顺时针揉 5 分钟。

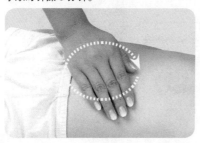

运内八卦

用一只手托住孩子的四指，拇指按在孩子的离宫处，掌心向上，然后用另一只手的食指、中指夹住孩子的腕关节，以拇指螺纹面按顺时针方向沿内八卦划圈推揉 100 次。

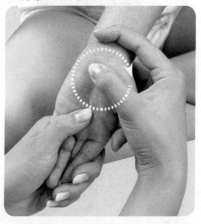

推四横纹

将孩子手四指并拢，家长以拇指端桡侧面着力，从孩子的食指横纹滑向小指横纹，揉 3~5 分钟。

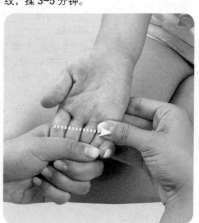

让孩子俯卧，背部裸露，家长将双手的中指、无名指和小指握成半拳状，食指半屈，拇指伸直对准食指前半段，然后顶住孩子背部皮肤，拇、食指前移，提拿皮肉，同时向上捻动，自脊柱两侧双手交替向前推动至大椎两旁。每天睡前给孩子捏 3~5 遍。

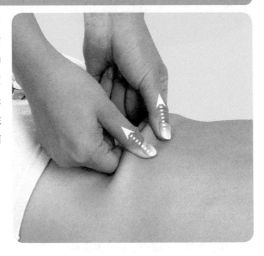

点按脾俞、胃俞

用一手拇指或中指点按孩子的脾俞、胃俞各 20 次。

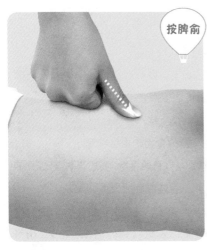

按脾俞

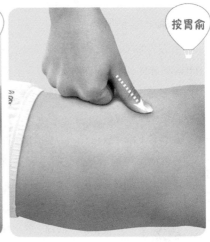

按胃俞

注意事项 1.一般情况下，该方法宜在清晨或饭前按摩。

2.每周按摩 2~3 次，10~15 次为一个疗程。一个疗程结束后停止按摩 2~4 周，再做下一个疗程。

3.急性传染病期间要暂停，待病愈后再开始按摩。

痰热咳嗽

宜清热肃肺，豁痰止咳

孩子如果患了痰热咳嗽，最明显的症状就是会长期、反复地咳嗽。一般来说，病症轻的话，主要在清晨起床时咳嗽比较明显，白天咳嗽较少。但是随着气候变暖，咳嗽症状会减轻一些。比较严重的患者则会四季咳嗽，冬春季节咳嗽加剧，早上和晚上咳嗽尤为剧烈。治疗上应遵循清热肃肺、豁痰止咳的原则。

痰热咳嗽的症状

痰热咳嗽的孩子舌质红，舌苔黄，咳嗽声音很粗、声音较高而很有力量。咳嗽时能听到明显的痰声，痰量也较多。咳出来的痰稠颜色黄，咳痰也不爽快，总有咳不出来、咳不干净的感觉。严重时咳嗽会加重，孩子还会出现胸痛、胸闷症状，仔细观察痰液还可能带血。孩子会感到口干发苦，大便干燥、小便色黄。

痰热咳嗽需要清肺热

自然界的风、寒、燥、热等邪气，多直接从口鼻而入，直接影响肺部，导致肺卫失宣、肺窍不利等病变。痰热咳嗽多是由于肺部受到邪气侵入，无法正常工作。所以，痰热咳嗽的孩子需要先清肺热，才能豁痰止咳。

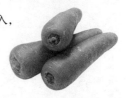

在饮食上温热要适宜，不要给孩子吃生冷的食物，少吃巧克力、薯片、虾条等油炸食物。多给孩子吃一些水果蔬菜，特别是红色的食物，如胡萝卜、西红柿等，因其丰富的胡萝卜素，能清除氧自由基，增强巨噬细胞活力，对预防感冒、咳嗽有良效。同时，还可以多给孩子吃一些白色的食物，白色食物能清肺、润肺、养肺气，如白萝卜、白菜、冬瓜、花菜、山药、豆浆等。天气干燥时，要多给孩子补充水分，可以多吃一些水果，比如梨、猕猴桃、橙子、苹果等，增强免疫力。

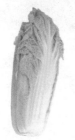

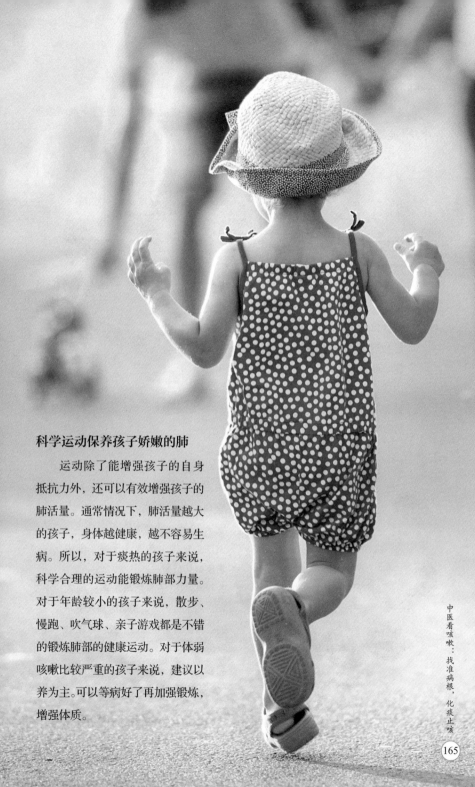

科学运动保养孩子娇嫩的肺

运动除了能增强孩子的自身抵抗力外，还可以有效增强孩子的肺活量。通常情况下，肺活量越大的孩子，身体越健康，越不容易生病。所以，对于痰热的孩子来说，科学合理的运动能锻炼肺部力量。对于年龄较小的孩子来说，散步、慢跑、吹气球、亲子游戏都是不错的锻炼肺部的健康运动。对于体弱咳嗽比较严重的孩子来说，建议以养为主。可以等病好了再加强锻炼，增强体质。

中医看咳嗽：找准病根，化痰止咳

养肺清肺食疗方

痰热咳嗽的孩子为肺部受到侵害，在饮食上应以清肺养肺为主。下面两款食疗方，能帮助孩子清理肺热，滋阴养肺。

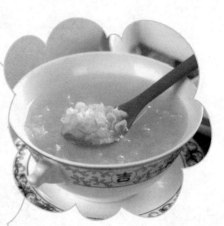

银耳雪梨羹

原料： 银耳6克，雪梨1个，冰糖15克。

做法： 将银耳泡发后炖至汤稠，再将雪梨去皮核，切片后加到汤内煮熟，再加入冰糖即可食用。

功效： 可以止咳润肺，秋季经常给孩子食用可解秋燥、防咳嗽。

百合山药粥

原料： 百合10克。山药50克，粳米30克，冰糖适量。

做法： 1. 将山药清洗干净，削去表皮，切成薄片。

2. 粳米淘洗干净后与山药一同入锅，加水煮粥，粥快熟时加入洗净的百合。当粥将成时，放入冰糖煮至融化即可。

功效： 滋阴润燥，还可以促进消化，清心安神。

推拿按摩治疗痰热咳嗽

痰热咳嗽多为邪犯气道、肺失宣肃而致痰热蕴肺证。小儿推拿按摩可以帮助孩子清肺热，豁痰止咳。

推拿穴位

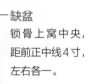

桥弓
沿胸锁乳突肌走行的直线。

缺盆
锁骨上窝中央，距前正中线4寸，左右各一。

小横纹
手掌面，食指、中指、无名指、小指掌指关节横纹。

璇玑
胸部，前正中线上，胸骨上窝中央下1寸。

乳根
乳头外侧旁开0.2寸。

四横纹
四横纹即食、中、无名、小指第一指间关节横纹处。

膻中
膻中，即两乳头连线中点。

乳旁
乳下0.2寸处。

天柱骨
位于后发际正中，自上而下，至大椎穴呈一直线。

大椎

掌小横纹
掌面，尺侧，小指根与掌横纹间的细小纹路。

板门
手掌大鱼际平面，或手掌大鱼际平面重点。

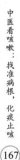

重点推拿

点按缺盆

以两手中指分别按于两侧缺盆，逐渐加力至孩子承受的最大限度，持续数秒后放开，反复操作 30 秒。

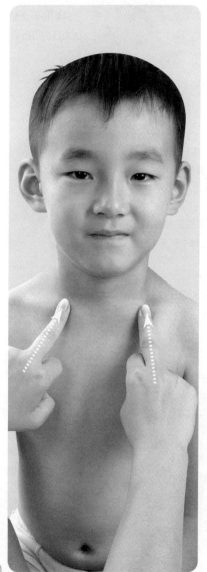

催咳抱肚

取坐位，用单手拇指和食指用力下按并挤捏天突穴上 1 寸，催患儿咳嗽，然后迅速以双掌抱孩子胸部挤压 3~5 次。

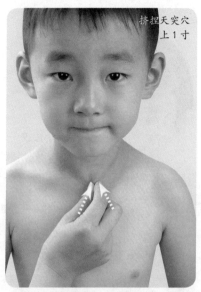

挤捏天突穴
上 1 寸

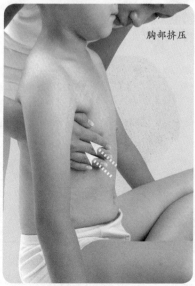

胸部挤压

加按穴位

掐揉板门

　　用大拇指揉掐板门 10 次。

揉掌·小·横纹

　　一手抓住孩子的手，用另一只手拇指或中指指端按揉掌小横纹 2~3 分钟。

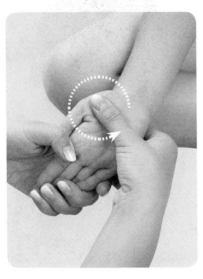 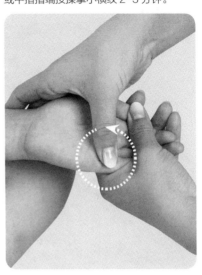

掐四横纹、小·横纹

　　用大拇指的指甲掐揉孩子双手的四横纹，每个手指掐 5 遍。然后依次掐揉各手指的小横纹 5 遍，力度以孩子稍有痛感但又能接受为宜。

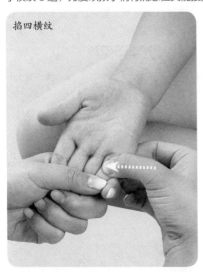 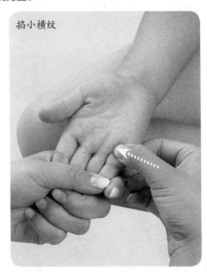

掐四横纹

掐小横纹

揉乳根、乳旁

双手食指、中指分别按在乳根、乳旁两处穴位，同时揉 1~2 分钟。

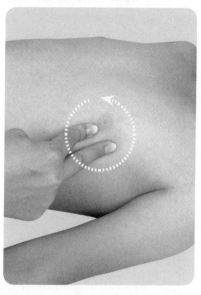

清天柱骨

用一手拇指螺纹面或食、中指指腹着力，自上而下直推天柱骨，推 100~300 次。

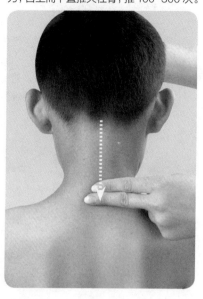

揉膻中

用一手中指端揉膻中 1~2 分钟。

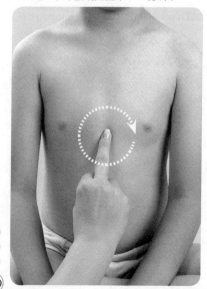

推桥弓

一手扶小儿头部使之偏向一侧，另一手食中二指并拢，垂直于胸锁乳突肌，从耳后缓缓向前下方推进，直到天突旁，左右各推 5~10 次。

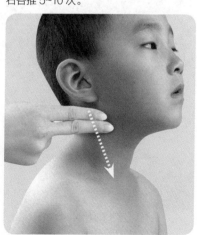

开璇玑

以两手拇指或四指同时自璇玑自上而下依次从正中分推至季肋部 8 次，然后两手交替从上向下推至脐 24 次，再以脐为中心顺时针摩腹 1~2 分钟，最后从脐向下推至耻骨联合 1 分钟。

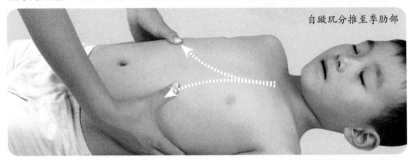

自璇玑分推至季肋部

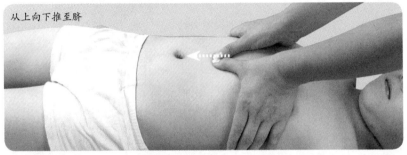

从上向下推至脐

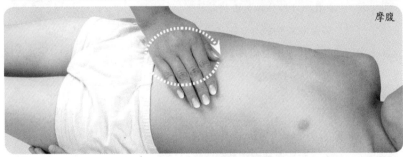

摩腹

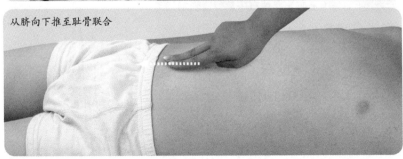

从脐向下推至耻骨联合

中医看咳嗽：找准病根，化痰止咳

阴虚咳嗽

宜养阴润肺

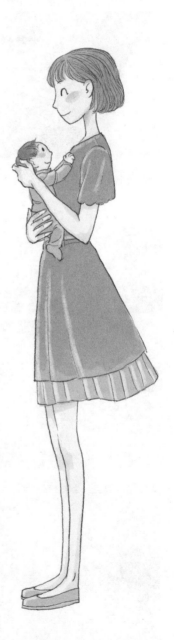

中医认为阴虚咳嗽是燥热之邪侵肺引起肺阴或者肺肾阴液不足，而失于濡养肺窍从而导致的咳嗽。燥为秋令主气，最易伤肺。燥邪为害，最易耗伤人体的津液，形成阴津亏损的病变，表现出各种干涩的症状和体征，所谓"燥胜则干"，燥邪犯肺，使肺津受损，宣肃失职，从而出现干咳少痰，或痰黏难咯，或痰中带血，以及喘息胸痛等。这也是为什么秋天患阴虚咳嗽的孩子会偏多一些。治疗上应遵循养阴润肺的原则。

阴虚咳嗽的症状

阴虚咳嗽的主要症状为孩子干咳无痰，或痰少而黏稠不易咳出，伴有午后、傍晚定时发热（即潮热），睡时身体出汗而醒后汗止（即盗汗）；口燥咽干，舌苔少或剥脱呈地图样，舌质红，缺少唾液。可见于因急、慢性气管炎、肺炎后期、肺门淋巴结结核等所致的咳嗽。

阴虚咳嗽的孩子要多喝汤

有些小孩子看着挺壮实的，但是体质偏湿热，爱上火，有时还会流鼻血，父母要多注意。这种孩子很容易阴虚咳嗽。阴虚咳嗽的孩子应多吃一些润肺滋阴的食品，如莲藕、山药、白萝卜、百合等白色的食物，也可每天喝一些蜂蜜。少吃温补的食物，如羊肉、鱼、虾等。可以多喝点清火润肺的汤。

菠菜银耳汤

原料：鲜菠菜 200 克，银耳 15 克，盐适量。

做法：菠菜洗净，入锅略焯，切碎。银耳水发，共入锅煮汤，调味即成。

功效：菠菜性寒润滑，腹泻的孩子要少吃。同时，菠菜中含有大量草酸，不宜与含钙的食物如豆制品同食，食用前最好用开水焯一下。

萝卜青果荸荠汤

原料：白萝卜 500 克，青果 250 克，荸荠 250 克，冰糖适量。

做法：白萝卜洗净切条，荸荠去皮，同青果一起入锅煮熟，加冰糖稍炖即成。每日分 2~3 次食用，连用 5~7 天。

功效：具有清热止咳、润肺止咳的功效，适合阴虚咳嗽的孩子吃。

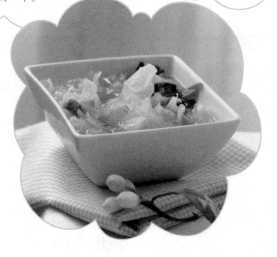

推拿按摩治疗阴虚咳嗽

推拿穴位

肾经
位于小指末节螺纹面。

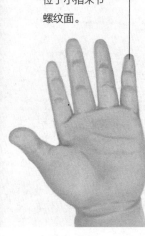

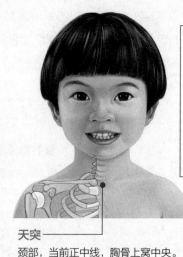

二人上马
位于手背部无名指与小指指掌关节之间。

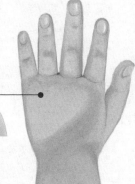

天突
颈部，当前正中线，胸骨上窝中央。

重点推拿

降肺法

一手扶孩子后枕部，使其头略前倾，一手掌根节律性地击打孩子背部，并就势向下推进，操作1~2分钟。

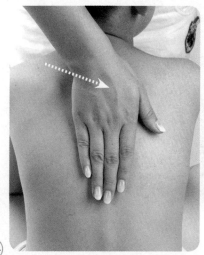

肃肺法

让孩子侧坐于大腿，双掌一前一后加持孩子前胸后背，从上至下依次推抹、揉搓、叩击并挤压，以上为一遍，反复操作2~5遍。

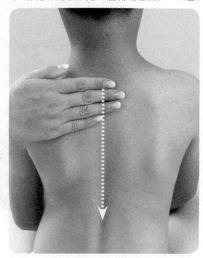

加按穴位

补肾经

让孩子伸出小指，然后用一手拇指螺纹面旋推孩子小指末节的螺纹面 1~3 分钟。

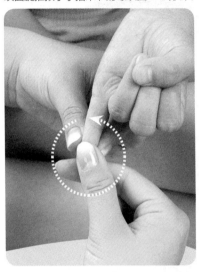

揉二人上马

用一手拇指或中指指腹揉孩子手背的二人上马 1~3 分钟。

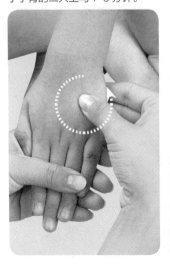

轻揉天突

以中指指腹轻轻地揉天突 1~3 分钟。

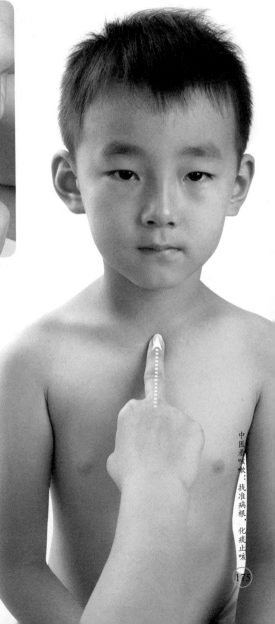

中医看咳嗽：找准病根，化痰止咳

气虚咳嗽

宜健脾益气，佐以固肾

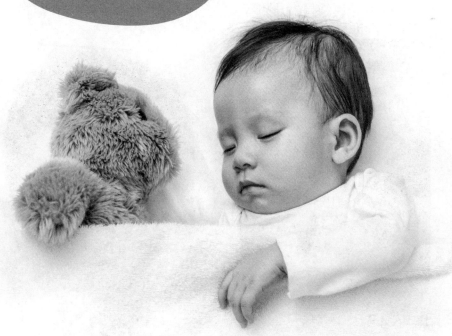

气虚咳嗽在儿童中相对阴虚咳嗽更为常见。孩子有着与成人不一样的生理特点，中医上用"三有余而四不足"表示。即心、肝、阳有余，肺、脾、肾、阴不足。脾肺肾不足主要表现在这三脏的气不足，比如肺气虚就容易感冒，爱出汗；脾气虚就容易四肢无力，没有胃口；肾气虚则会影响孩子正常发育等。所以，气虚咳嗽在小儿咳嗽中，特别是慢性咳嗽后期很常见。治疗上应遵循健脾益气、佐以固肾的原则。

气虚咳嗽的症状

气虚咳嗽的孩子多因久病失治、误治、肺脾受伤，由痰湿咳嗽发展而来，或因身体肺脾两虚，导致痰浊内盛，上储于肺，气逆而咳。主要表现为咳嗽无力，喘促气短，痰白清稀，伴有精神不振；说话声音低微，喜暖怕冷，动则汗出；舌苔薄白，舌质淡。可见于因急、慢性气管炎引起的咳嗽或肺炎后期咳嗽。

缓解孩子气虚咳嗽的食疗方

气虚咳嗽的孩子在饮食上应该多吃补脾肾之气的食品，如山药、薏苡仁、牛肉、黑芝麻、核桃、枸杞、桑葚等，少给孩子吃辛辣寒凉的食物。孩子的饮食要规律，不暴饮暴食，保持荤素搭配。

栗子牛肉汤

原料： 鲜栗子 150 克，山药 100 克，陈皮 1 片，牛肉 300 克，盐适量。

做法： 1. 将牛肉洗净，入开水焯 3 分钟，切块备用。

2. 栗子剥壳，入开水焯一下，去衣备用；山药洗净，陈皮浸软。

3. 将所有原料放入汤煲内，加适量清水，小火煲 2 个小时，加适量盐调味即可。

功效： 适合肾虚、脾胃功能较弱的人食用，能强身健体，增强免疫力。

黑豆炖排骨

原料： 猪大排 300 克，黑豆 30 克，盐、姜片、葱段各适量。

做法： 1. 黑豆洗净、泡软。

2. 猪大排洗净，切成小块后放入锅内加适量清水熬煮。

3. 煮至骨头发白时，加入泡软的黑豆，煮至黑豆熟烂，加入姜片、葱段、盐调味即可。

功效： 可以活血清热，补肾养血，对气虚咳嗽的孩子有效。

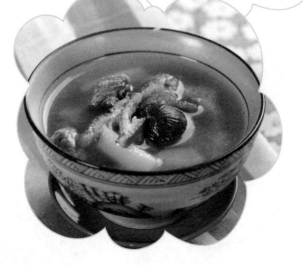

推拿按摩治疗气虚咳嗽

推拿穴位

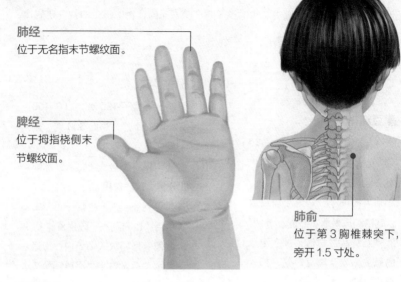

肺经
位于无名指末节螺纹面。

脾经
位于拇指桡侧末节螺纹面。

肺俞
位于第3胸椎棘突下，旁开1.5寸处。

重点推拿

肺俞操作

分别按揉、叩击、振动、横擦和平推肺俞3~5分钟，令局部热透。

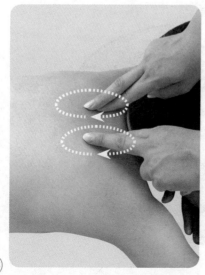

抱肚法

让孩子坐在大腿上，背靠在操作者怀里，两手从孩子腋下插入置于孩子胸前，两手掌重叠，掌心向后，两手向后尽力挤压，同时配合挺胸、挺腹。从胸腔逐渐向下至盆腔为1遍，操作5~10遍。

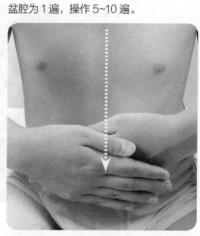

让孩子不再咳咳咳

178

加按穴位

补脾经

　　握住孩子的左手，将孩子的拇指屈曲，然后顺着拇指桡侧边缘从指尖向指根推3~5分钟。

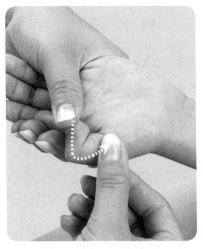

补肺经

　　让孩子伸出无名指，然后用一手的拇指螺纹面由指尖向指根方向推3~5分钟。

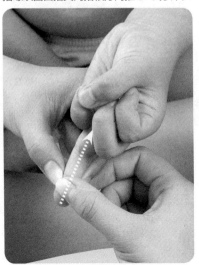

捏脊

　　让孩子俯卧，背部裸露，用双手的中指、无名指和小指握成半拳状，食指半屈，拇指伸直对准食指前半段，然后顶住孩子皮肤，拇、食指前移，提拿皮肉，同时向上捻动，自尾椎两旁（即脊柱两侧）双手交替向前推动至大椎穴两旁，反复操作3~6遍。

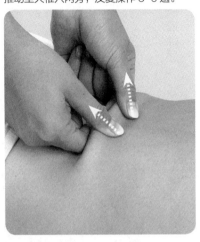

拿喉结

　　以拇、中二指指腹于喉结旁1寸处自上向下反复操作10~20次。

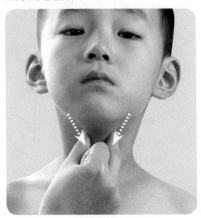

中医看咳嗽：找准病根，化痰止咳

按体质调理孩子身体，健康无忧

体质类型	体质表现	体质特点	调养宜忌
健康体质	身体比较结实，与相同身高体形的孩子相比较重；面色红润，眼神灵活，嘴唇红润；吃饭香；精力旺盛，声音饱满；大便如蕉状，小便清明透亮，无异味	因食谱广泛，营养摄入比较均衡，很少生病。在复杂的环境中，免疫力比较强，即使感冒发热，通过食疗或轻微、小量的中药即能很快恢复	关注孩子各方面的情况，均衡饮食，适量运动，穿衣不要太多，足部不要凉，背要暖，常保三分饥，少给孩子吃寒凉的食物，不轻易用药
虚性体质	脸色暗淡，缺少光泽，个别孩子看上去面黄肌瘦；皮肤摸上去过于柔软，甚至松弛，易盗汗；小便断续无力，大便湿软；少气懒言，不爱活动，对身边多数事物不感兴趣	因先天肾元气不足，免疫力差，容易体虚盗汗（手心脚心常湿，晚上睡觉常流冷汗）；饭量小，挑食	季节交替的时候，对孩子衣服的添加和护理都需格外关注。从添加辅食开始就应多准备一些具有气血双补作用的食物，开始时可以酌情让孩子食用米汤、桂圆水、枣泥、羊肉泥等
湿性体质	体形虚胖，肌肉松软不丰，倦怠懒动，脘腹痞胀，消化功能差，便溏，常夜间大便	孩子易受寒湿所侵和饮食所伤，引发咳嗽、哮喘、吐泻、湿疹、肿胀等病症。发病后，阳气受损，导致脾肾阳虚	治宜健脾化湿、温阳化气，辅以宣肺化痰、利水止咳等。忌滋腻黏滞和生痰的食物，可食用扁豆、茯苓、薏苡仁、藿香等。少食冷饮、油腻厚味

体质类型	体质表现	体质特点	调养宜忌
寒性体质	身体和手脚容易冰凉；面色苍白，舌苔偏白；大便稀软；尿多，色淡；不主动吃饭，吃饭不香，喜欢吃温热的食物，吃生冷油腻的食物容易腹泻；无精打采，不爱活动	身体代谢活动比较慢，多见贫血、怕冷，因为吸收不好，免疫力相对较低	主要以温养脾胃为主，不要让孩子一次吃得太饱，适合多吃温热的食物，如羊肉、鸽肉、牛肉、鸡肉、龙眼、生姜、蒜、糯米等。忌吃寒凉的食物，比如西瓜、冬瓜、白菜等，特别是冷饮不能喝
热性体质	体形壮实，颜面潮红，眼睛特别容易出现红血丝，舌苔偏红；常口干舌燥；贪吃，不喜欢吃热的食物，喜欢吃比较凉的食物，喜欢喝冰镇饮料，且常便秘，尿量少而黄；爱发脾气，烦躁，没耐心，经常大喊大叫	这类孩子肺热的较多，总是上呼吸道发生问题，咽喉红肿或者咳嗽等。内热的孩子还特别容易外感，外感后高热的比例比较大。睡觉不踏实，来回翻腾	主要以清热去火为主，应该多吃清热去火的凉性食物，如绿豆、海带、梨、菱角、菊花、车前草、丝瓜、荸荠、苦瓜、西瓜、鸭肉、猪肉、豆类制品等。不能吃辣椒、韭菜、海鲜、荔枝和油炸的食物
特禀体质	对药物、食物、气味、花粉过敏	易患过敏性哮喘、过敏性鼻炎、湿疹等疾病	应避免摄取容易导致过敏的食物（如虾蟹类、坚果类、牛肉、鲤鱼等），避免接触过敏原，远离二手烟。尽量多吃一些益气固表的食物，如蜂蜜、红枣、糯米、燕麦、醋等

积食咳嗽

宜消食化积，健脾和胃

大人看到孩子咳嗽，第一反应往往会怀疑是不是气管有炎症，或是肺有问题，常选择一些消炎、清肺化痰的药让孩子吃。可是孩子吃了药却不见效，照样咳嗽，同时也不爱吃饭。这时就要想一想，孩子是不是积食了。积食引起的咳嗽常常会被大人忽略。

积食咳嗽症状

孩子积食咳嗽时，一般在夜间和早晨较严重，白天咳嗽的较轻微，有时咳嗽会伴有痰音，有时则没有。积食咳嗽的孩子，一般都会有明显的存食症状，如胃口变小了，食欲明显不振，舌苔厚、口气重，且鼻梁两侧发青。如果积食严重，还能闻到呼出的口气有酸腐味。另外，也会伴有肚子胀或便秘、腹泻，嘴唇通红，手心和脚心发热，有部分孩子可能还会伴有体热（不是发烧，只是体温比平时高）。

如果孩子咳嗽时有以上症状时，都要考虑孩子是不是积食了。

积食咳嗽原因

孩子的脾胃发育尚未健全，多吃一点东西，或多吃高营养、高蛋白、油腻食物，会加重孩子的胃肠负担，影响食物消化与转化，这就是积食。积食在孩子的体内不会凭空消失，长时间消化不完的食物会在体内形成痰湿，就会引起孩子咳嗽。

另外，无法消化的食物也会导致胃火，胃火会引起肺热，肺热就会让孩子咳嗽不停，或者引起喉咙发炎、流鼻涕等症状。如果这时再不小心受凉伤热了，孩子就会感冒咳嗽，有时感冒好了，咳嗽却不好，或者孩子感冒反反复复总也不好。

孩子吃得越多，脾胃负担越重，受到的伤害就越大。

七分饱，身体安

孩子年龄小，不知道控制饮食，所以，调整孩子的饮食重责都在家长身上。"三分饥七分饱"的饮食原则，有利于孩子身体健康。不管孩子多爱吃、食物多有营养，都不能让孩子吃得太多，否则就会形成食积，引起咳嗽。

应帮助孩子养成良好的饮食习惯，吃饭定时定量。在食物的烹饪上，以蒸、煮、焖为主，食物易软、烂，营养破坏少，好吸收。多让孩子吃些易消化、易吸收的食物，如富含碳水化合物的米和面，食用后只要简单分解，就可转化为孩子身体可吸收的营养，不增加孩子的肠胃负担。

❤ **贴心提示**

当孩子有积食时，可能偶尔会咳嗽，如果这时大人照顾不周，孩子又患了感冒，咳嗽就会加重，也不容易止咳。可视情况给孩子服用"小儿消积止咳口服液"，有清热理肺、消积止咳的功效，对孩子积食引起的咳嗽、腹胀、口臭等有很好的疗效。具体用药、用量请咨询医生。

别给孩子吃过硬、油腻、油炸的食物，这些食物不易消化，对肠胃不利。少吃甜食和冷饮，这些都是生湿助痰的食物，也会损坏胃肠功能，尤其是在孩子积食咳嗽期间，要忌吃。

多带孩子到室外玩，多运动，促进消化，如果孩子吃得多运动又少，就容易积食。

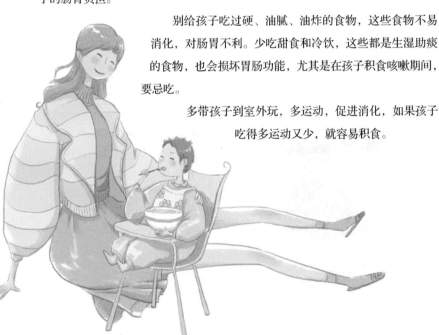

中医看咳嗽：找准病根，化痰止咳

183

消食止咳食疗方

孩子积食咳嗽的最终原因是积食引起胃火，胃火又导致肺热，所以在止咳时，只有把积食清掉，让胃火消了，再适当吃些润肺的食物，咳嗽才会彻底好起来。

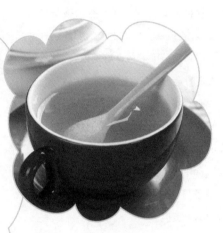

山楂苹果水

原料： 山楂 15 克，麦芽 10 克，白萝卜 50 克。

做法： 把白萝卜、山楂洗干净，白萝卜切丝，山楂去核，先将麦芽用水煮沸半个小时，再放入萝卜丝、山楂大火煮15 分钟即可。

功效： 可随意饮用。有清肺、消食、止咳的功效。尤其是对孩子吃肉过多引起的积食咳嗽，效果很好。

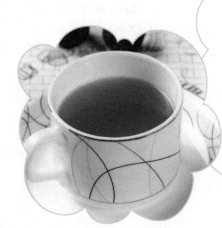

山楂糖水

原料： 山楂 60 克，红糖 30 克。

做法： 将山楂洗净后放入砂锅，加水适量，大火煮沸后，用小火煮 5 分钟，加红糖稍沸即成。每日 1 剂，分次服完，随意饮用。

功效： 山楂性温味酸，有消积、行瘀、化滞的功效。

按摩助消化，缓解咳嗽

清大肠

大肠——位于食指桡侧缘，食指尖至虎口呈一直线。

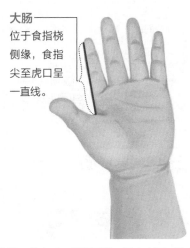

做法： 用一只手托住孩子的手掌，暴露桡侧缘，然后用另一只手的拇指螺纹面从孩子手掌虎口向食指指尖推 100~300 次。

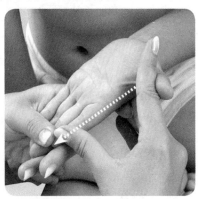

作用： 补大肠可涩肠固脱，温中止泻；清大肠可清利肠腑，除湿热，导积滞。

适用范围： 多用于防治腹泻、脱肛、痢疾、便秘、食积等病症。

按揉足三里

足三里——位于小腿前外侧，外膝眼下 3 寸，胫骨外侧前缘一横中指。

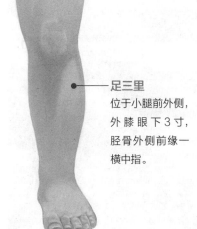

做法： 用拇指指端着力按揉 50~100 次。

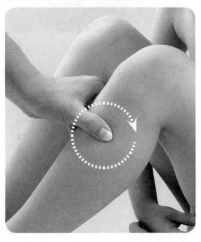

作用： 健脾和胃，调中理气，止泻通便。

适用范围： 多用于防治腹胀、便秘、吐泻等病症。

中医看咳嗽：找准病根，化痰止咳

分推腹阴阳

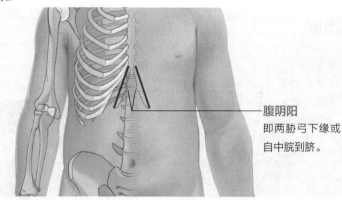

腹阴阳
即两肋弓下缘或
自中脘到脐。

做法：用双手拇指自剑突下分别沿肋弓下缘或自中脘到脐，向两旁分推 100~200 次。

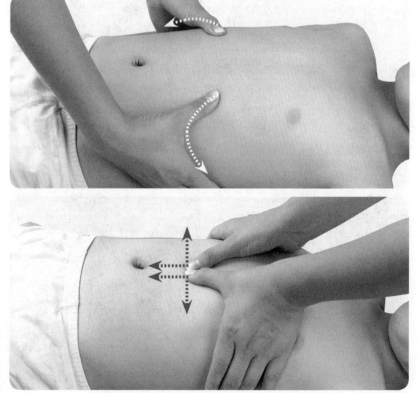

作用：健脾和胃，理气消食。

适用范围：多用于防治腹痛、腹胀、消化不良、烦躁不安、夜啼等病症。

揉中脘

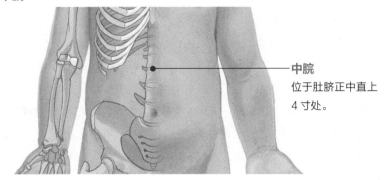

中脘
位于肚脐正中直上
4寸处。

做法： 用指端或掌根按揉中脘，揉100~300次。

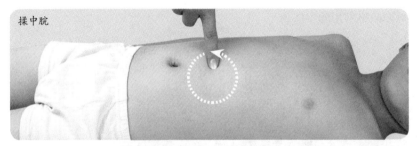

揉中脘

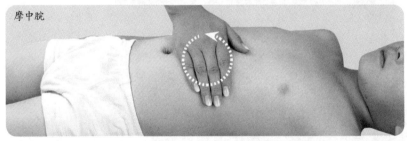

摩中脘

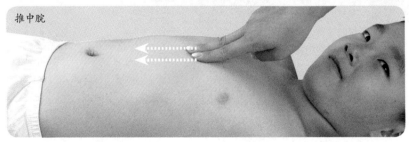

推中脘

作用： 健脾和胃，消食和中。

适用范围： 多用于防治食积、腹胀、嗳气、消化不良等病症。

说说咳嗽常用的中成药

导致咳嗽的原因有很多种，一般来说，孩子轻度咳嗽，父母只需要做好护理措施，孩子就可以慢慢好转，而严重咳嗽的孩子需要及时送医，通过辨证用药进行治疗。中医用于治疗咳嗽的中成药有很多种，用之前均需经过专业医生的辨证才可下药。否则，胡乱用药，不但不能治好咳嗽，反而会因药不对症而加重病情，使咳嗽加重，身体受损。

风寒咳嗽常用的中成药

风寒咳嗽应选用疏风散寒，宣肺止咳类中成药。代表性中成药有：

通宣理肺丸

为解表剂，具有解表散寒、宣肺止嗽之功效。主治感冒咳嗽，发热恶寒，鼻塞流涕，头痛无汗，肢体酸痛。

风寒咳嗽颗粒

为解表剂，具有宣肺散寒、祛痰止咳之功效。用于外感风寒、肺气不宣所致的咳嗽，症见头痛鼻塞，痰多咳嗽，胸闷气喘。

小青龙合剂

具有解表蠲饮、温肺止咳之效。用于慢性咳嗽，素有痰饮，而又复感风寒，水寒相搏，肺寒气逆之外有风寒、肺有停饮型咳嗽。症见慢性咳嗽加重，痰稀色清，有泡沫，恶寒，无汗，口不渴，甚则面部浮肿，纳差，舌苔白滑，脉弦紧等。

止咳宁嗽胶囊

疏风散寒，宣肺解表，镇咳祛痰。用于风寒咳嗽，呕吐，咽喉肿痛。

风热咳嗽常用的中成药

风热咳嗽应选用疏风清热，宣肺化痰类中成药。代表性中成药有：

桑菊感冒片

具有疏风清热、宣肺止咳之功，由桑菊饮而来。用于风热犯肺、肺失清肃、卫表失和之风热型咳嗽。症见咳嗽痰黏或黄稠、咯痰不爽。咽痛，鼻流黄涕，恶寒轻，发热重，舌红、苔薄黄，脉浮数等。临床常用于急性支气管炎、肺炎、急性咽喉炎、急性扁桃体炎等。

感冒止咳颗粒

为解表剂，具有清热解表、止咳化痰之功效。主治外感风热所致的感冒，症见发热恶风，头痛鼻塞，咽喉肿痛，咳嗽，周身不适。

川贝枇杷糖浆

具有疏风清肺、滋阴润肺之功效。用于风燥（温燥）伤肺、肺津耗伤、肺失清润之温燥型咳嗽。症见干咳、无痰或痰少而黏，不易咯出或痰中带血丝，口干，初起伴鼻塞、头痛、畏寒、发热等表证，舌质红、干而少津，脉浮数等。临床常用于急性支气管炎、咽喉炎、支气管扩张等。与之功效相似的有养阴清肺膏、橘半冲剂、川贝枇杷糖浆（冲剂）、复方枇杷叶冲剂等。

急支糖浆

为祛痰剂，具有清热化痰、宣肺止咳之功效。主治外感风热所致的咳嗽,症见发热、恶寒、胸膈满闷、咳嗽咽痛；主要用于急性支气管炎、慢性支气管炎急性发作等外感风热所致的咳嗽。

小儿咳喘灵颗粒

宣肺、清热、止咳、祛痰。用于上呼吸道感染引起的咳嗽。

风燥咳嗽常用的中成药

风燥咳嗽应选用疏风清肺，润燥止咳类中成药。代表性中成药有：

川贝止咳糖浆

具有解表散寒，宣肺止咳之功效。由三拗汤加味组成。用于风寒外束、内郁肺气、肺卫失宣之风寒型咳嗽。症见咳嗽声重有力，咳痰稀薄白，咽痒、鼻塞，流清涕，骨节酸痛，恶寒重，发热轻，苔薄白，脉浮紧等。临床常用于急性气管炎、支气管炎、上呼吸道感染、肺炎等。

蛇胆川贝枇杷膏

润肺止咳，祛痰定喘。用于燥邪犯肺引起的咳嗽咯痰、胸闷气喘、鼻燥、咽干喉痒等症。

秋梨润肺膏

润肺止咳，生津利咽。用于久咳，痰少质黏，口燥咽干。

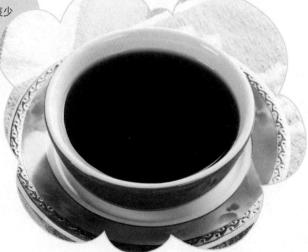

痰湿咳嗽常用的中成药

痰湿咳嗽应选用宣肺利湿，理气化痰类中成药。代表性中成药有：

半夏天麻丸

为治风剂，具有健脾祛湿、化痰息风之功效。用于脾虚湿盛、痰浊内阻所致的眩晕、头痛、如蒙如裹、胸脘满闷。

橘红痰咳液

为祛痰剂，具有理气化痰、润肺止咳之功效。用于痰多、气喘、痰浊阻肺导致的咳嗽、支气管炎、咽喉炎。

桂龙咳喘宁片

止咳化痰，降气平喘。用于风寒或痰湿阻肺引起的咳嗽、气喘、痰涎壅盛等症；以及急、慢性支气管炎。

二陈丸

具有健脾燥湿、化痰止咳之效。由二陈汤而来。用于脾虚生痰，阻遏肺气之痰湿型咳嗽。症见咳嗽反复发作，咳声重浊，痰多，痰白而黏腻，或稠厚成块，胸脘作闷，食少，四肢乏力，苔白腻，脉濡滑等。临床常用于慢性气管炎，支气管炎，支气管扩张等。与之功效相似的有杏仁止咳糖浆，橘红痰咳液（冲剂），半夏糖浆等。

痰热咳嗽常用的中成药

痰热咳嗽应选用清热泻火，止咳化痰类中成药。代表性中成药有：

橘红丸

具有清热肃肺，化痰止咳之功效。由清金化痰丸加减组成。用于痰热郁肺、壅阻肺气、肺失清肃之痰热型咳嗽。症见咳嗽气粗，痰多，咯痰不爽，质黏稠而黄，甚或痰中带血，胸闷，口干苦，咽痛，苔黄腻或黄白相兼，脉滑数等。临床常用于急性气管炎，支气管炎，慢性支气管炎急性发作，肺炎，支气管扩张等。与之功效相似的还有复方鲜竹沥液、急支糖浆、牛黄蛇胆川贝液、蛇胆川贝液（散）、祛痰灵糖浆（口服液）等。

二母宁嗽丸

为化痰、止咳、平喘剂，具有清肺润燥、化痰止咳功效。用于燥热蕴肺所致的咳嗽、痰黄而黏不易咳出、胸闷气促、久咳不止、声哑喉痛。

泻白丸

具有清肺平肝、顺气降火之功效。由泻白散发展而来。用于肝郁气滞化火、上逆犯肺之肝火犯肺型咳嗽。症见咳嗽气逆，咳则连声，咳时面红目赤，咽下口苦，胁肋窜痛，情绪急躁易怒，或痰中带血丝，甚则咳吐鲜血，苔薄黄少津，脉弦数。临床用于支气管炎，咽喉炎，支气管扩张等。与之功效相仿的有清肺抑火丸等。

清肺宁嗽丸

具有疏风清肺，滋阴润肺之功效。用于风燥（温燥）伤肺、肺津耗伤、肺失清润之温燥型咳嗽。症见干咳、无痰或痰少而黏，不易咯出或痰中带血丝，口干，初起伴鼻塞、头痛、微寒、发热等表证，舌质红、干而少津，脉浮数等。临床常用于急性支气管炎、咽喉炎、支气管扩张等。

气虚咳嗽常用的中成药

肺气虚咳嗽应选择补肺益气，止咳定喘的中成药。代表性中成药有：

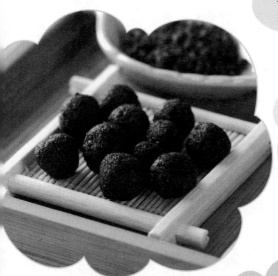

润肺止嗽丸

润肺定喘，止嗽化痰。用于肺气虚弱引起的咳嗽喘促，痰涎壅盛，久嗽声哑。

补肺丸

补肺益气，止咳平喘。用于肺气不足，气短喘咳，咳声低弱，干咳痰黏，咽干舌燥。

人参保肺丸

益气补肺，止嗽定喘。用于肺气虚弱，津液亏损引起的虚劳久嗽、气短喘促等症。

阴虚咳嗽常用的中成药

肺阴虚咳嗽应选择养阴润肺、止咳化痰的中成药。代表性中成药有：

百合固金丸

具有养阴润肺，化痰止咳之效。用于阴虚肺燥、肺失滋降之阴虚型咳嗽。症见干咳无痰，或痰少而黏，痰中带血，伴有口干咽燥，午后潮热，两颧潮红，失眠，盗汗，五心烦热，舌红少苔，脉细数。临床常用于慢性支气管炎，慢性咽喉炎，肺炎，支气管扩张等。与之功效相似的有金果饮，雪梨膏，秋梨膏，金水宝胶囊，蜜炼川贝枇杷膏，川贝半夏液等。

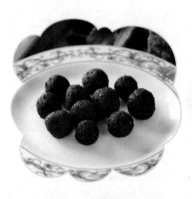

虫草清肺胶囊

润肺补气，清肺化痰，止咳平喘。用于气阴两虚，痰热阻肺所致的咳嗽痰多，气喘胸闷。

养阴清肺丸

为补益剂，具有养阴润燥、清肺利咽之功效。主治阴虚肺燥，咽喉干痛，干咳少痰或痰中带血。

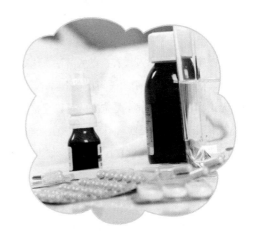

服用中成药的注意事项

中成药在治疗咳嗽方面效果比较明显，但服用这些中成药时也需要谨遵医嘱。下面是一些常识性的服用中成药的禁忌，家长需要牢记。

饮食需清淡，忌食生冷、油腻食物，过甜的食物最好也不要给孩子吃。

服药期间，若孩子发热体温超过 38.5℃，或出现喘促气急者，或咳嗽加重、痰量明显增多者应去医院就诊。

如与其他药物同时使用可能会发生药物相互作用，详情请咨询医师或药师。

服药 7 天症状无缓解，应去医院就诊。

过敏体质的儿童慎用。

儿童必须在成人监护下使用。

民间止咳小偏方，要用对症才有效

对待咳嗽，老一辈人常有自己的方法，比如熬姜汤、煮大蒜水、喝白萝卜蜂蜜水等，这些祖辈传下来的民间止咳小偏方，有的时候确实能够缓解不少症状。但是，无论哪种偏方，都不是拿来就可以直接用的。在用止咳小偏方之前，还是需要先辨别一下孩子是哪种类型的咳嗽。不同的咳嗽，对应不同的止咳偏方。用错了偏方，对症状缓解没有什么帮助。偏方并不是万能的，在使用偏方之前，不妨听听医生们的建议。

萝卜葱白汤

原料：萝卜1根，葱白6根，生姜15克。

做法：用水3碗先将萝卜煮熟，再放葱白、姜，煮成一碗汤，连渣一次性喝完。

功效：萝卜和葱白能宣肺解表，化痰止咳。此偏方对风寒咳嗽有效果，对肺热咳嗽效果一般。

红糖姜枣汤

原料：红糖30克，鲜姜15克，红枣30克。

做法：鲜姜片，同红糖、红枣入锅煎，以水3碗煎至过半，顿服，服后出微汗即愈。

功效：此汤药可以帮助孩子祛风散寒，对治疗风寒咳嗽有效果，风热咳嗽的孩子忌用。

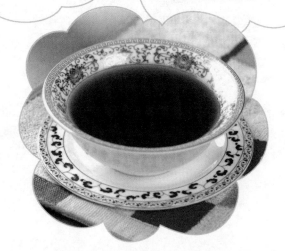

白萝卜蜂蜜

原料：大白萝卜1个，蜂蜜30克，白胡椒5粒，麻黄2克。

做法：将萝卜洗净，切片，放入碗内，倒入蜂蜜及白胡椒、麻黄等共蒸半小时趁热服用，然后卧床休息直到出汗即可。

功效：此偏方可以帮助孩子发汗散寒，止咳化痰，对风寒咳嗽的孩子有一定效果，对风热咳嗽的孩子没有效果。

芫荽汤

原料：芫荽（香菜）30克，饴糖30克，大米100克。

做法：先将大米洗净，加水煮汤。取大米汤3汤匙与芫荽、饴糖搅拌后蒸10分钟，趁热一次服，注意避风寒。

功效：此偏方可以帮助孩子发汗透表，能治疗伤风感冒引起的咳嗽。风热咳嗽的孩子忌用。

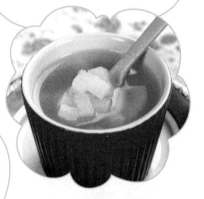

蒸贝母甲鱼

原料：川贝母5克，甲鱼1只（约500克），鸡清汤1000克，葱、姜、花椒、料酒、盐各适量。

做法：将甲鱼宰杀，去头及内脏，切块备用。将甲鱼块放蒸盆内，加入贝母、盐、料酒、花椒、葱、姜、鸡清汤，上笼蒸1小时许。趁热服食。

功效：此偏方可以帮助孩子滋阴清热，润肺止咳。对于阴虚咳喘、低热、盗汗的孩子有一定效果。对风寒感冒和风热感冒的孩子效果不明显。

燕窝梨

原料： 燕窝 5 克 (水浸泡)，白梨 2 个，川贝母 10 克，冰糖 5 克。

做法： 白梨挖去核心，将其他三味同放梨内，盖好扎紧放碗中，隔水炖熟食用。

功效： 可以帮助孩子养阴润燥，止咳化痰。对于多年痰咳，气短乏力的孩子长期服用有效。不适合于风寒咳嗽的孩子。

鲜梨贝母

原料： 鲜梨 500 克，贝母末 6 克，白糖 30 克。

做法： 将梨去皮剖开，去核，把贝母末及白糖填入，合起放在碗内蒸熟。早晚分食。

功效： 清热化痰，散结解表。用于治疗咳嗽或肺痈，症见胸痛、寒战、咳嗽、发热、口干、咽燥，痰黄腥臭或脓血痰等。

萝卜胡椒汤

原料： 萝卜 1 个，白胡椒 5 粒，生姜 3 片，陈皮 1 片。

做法： 萝卜洗净切块，同白胡椒、生姜、陈皮加水共煎 30 分钟，一天给孩子分 2 次饮用。

功效： 对咳嗽痰多的孩子适用，风热咳嗽的孩子效果不明显。

冰糖燕窝粥

原料：燕窝 10 克，大米 100 克，冰糖 50 克。

做法：将大米淘洗干净后放入锅内，加清水 3 大碗，旺火烧开，改用文火熬煮。将发好纯净的燕窝放入锅中与大米同熬约 1 小时，加入冰糖溶化后即成。

功效：可以帮助孩子滋阴润肺，止咳化痰，对于肺虚久咳及咳喘伤阴的孩子适用。对风寒感冒的孩子效果一般。

豆浆

原料：黄豆 100 克。

做法：黄豆浸泡磨浆，煮沸后加冰糖饮用。每日清晨空腹饮 1 碗。

功效：可以帮助孩子健脾宽中，润燥，还可以清肺止咳、化痰。适合疳积瘦弱，肺热咳嗽的孩子。对风寒感冒的孩子效果不明显。

中医看咳嗽：找准病根，化痰止咳